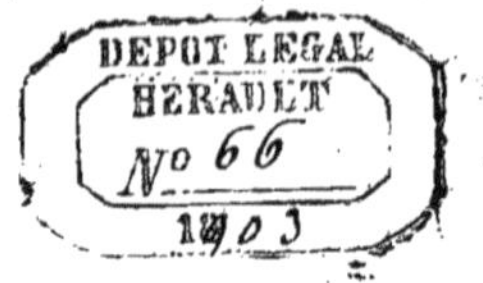

Mme Alexandra KANTER
Née MARGOULIS

FIÈVRE TYPHOÏDE

ET

GROSSESSE

MONTPELLIER
IMPRIMERIE CENTRALE DU MIDI
(Hamelin Frères)

1902

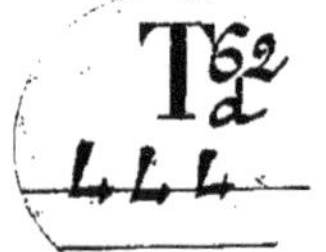

FIÈVRE TYPHOÏDE

ET GROSSESSE

FIÈVRE TYPHOÏDE

ET

GROSSESSE

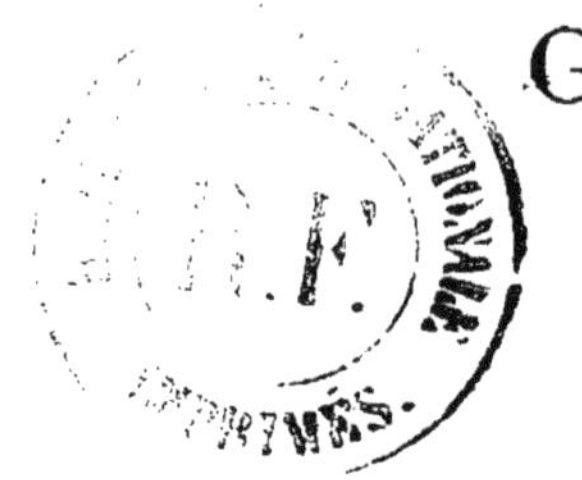

PAR

Mme Alexandra MARGOULIS

DOCTEUR EN MÉDECINE

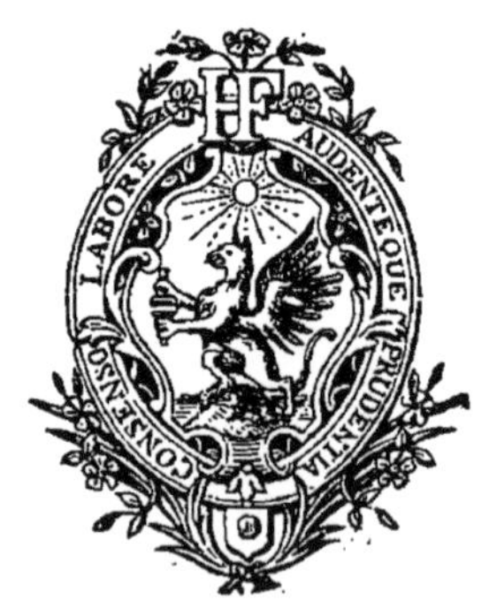

MONTPELLIER

IMPRIMERIE CENTRALE DU MIDI

(HAMELIN FRÈRES)

1902

PERSONNEL DE LA FACULTÉ

MM. MAIRET (✲).............	Doyen
FORGUE..................	Assesseur

PROFESSEURS

Clinique médicale..............................	MM. GRASSET (✲).
Clinique chirurgicale..........................	TEDENAT.
Clinique obstétricale et gynécologie	GRYNFELTT.
— — M. Puech (ch. du cours)...	
Thérapeutique et matière médicale.............	HAMELIN (✲).
Clinique médicale..............................	CARRIEU.
Clinique des maladies mentales et nerveuses.....	MAIRET (✲).
Physique médicale..............................	IMBERT.
Botanique et histoire naturelle médicale	GRANEL.
Clinique chirurgicale..........................	FORGUE.
Clinique ophtalmologique.......................	TRUC.
Chimie médicale et Pharmacie...................	VILLE.
Physiologie....................................	HEDON.
Histologie	VIALLETON.
Pathologie interne.............................	DUCAMP.
Anatomie.......................................	GILIS.
Opérations et appareils........................	ESTOR.
Microbiologie..................................	RODET.
Médecine légale et toxicologie.................	SARDA.
Clinique des maladies des enfants..............	BAUMEL.
Anatomie pathologique..........................	BOSC.
Hygiène..	H. BERTIN-SANS.

Doyen honoraire : M. VIALLETON.

Professeurs honoraires: MM. JAUMES, PAULET (O. ✲), E. BERTIN-SANS (✲

CHARGÉS DE COURS COMPLÉMENTAIRES

Accouchements..........................	MM. VALLOIS, agrégé.
Clinique ann. des mal. syphil. et cutanées..	BROUSSE, agrégé.
Clinique annexe des maladies des vieillards.	VEDEL, agrégé.
Pathologie externe.....................	L. IMBERT, agrégé.
Pathologie générale	RAYMOND, agrégé.

AGRÉGÉS EN EXERCICE :

MM. BROUSSE	MM. VALLOIS	MM. L. IMBERT
RAUZIER	MOURET	VEDEL
MOITESSIER	GALAVIELLE	JEANBRAU
de ROUVILLE	RAYMOND	POUJOL
PUECH	VIRES	

M. H. GOT, *secrétaire.*

EXAMINATEURS DE LA THÈSE :	MM. CARRIEU, *président.*
	TÉDENAT.
	RAUZIER.
	VALLOIS.

La Faculté de médecine de Montpellier déclare que les opinions émises dans les Dissertations qui lui sont présentées doivent être considérées comme propres à leur auteur; qu'elle n'entend leur donner ni approbation ni improbation.

A LA MÉMOIRE

DE MA FILLETTE VALENTINE

Mme ALEXANDRA KANTER.

A MA MÈRE

A MON PRÉSIDENT DE THÈSE

MONSIEUR LE PROFESSEUR CARRIEU

Mme ALEXANDRA KANTER.

AVANT-PROPOS

Pendant notre stage hospitalier chez M. le professeur Carrieu, il nous a été donné de voir une femme enceinte atteinte de dothiénentérie, traitée par les bains froids, guérir et mener à terme sa grossesse.

Cette malade nous intéressa vivement, d'autant plus qu'un fait douloureux de notre existence, la mort par fièvre typhoïde d'une de nos amies pendant sa grossesse, nous avait fait souvent réfléchir à cette question de la meilleure thérapeutique à opposer à l'infection éberthienne, lorsqu'elle survient chez une femme en gestation.

Aussi est-ce avec plaisir que nous avons accepté de M. le professeur Carrieu ce sujet de thèse, et avec ardeur que nous avons consulté les traités et les thèses qui se sont occupés de ce sujet, dont nous nous proposons de continuer à l'avenir l'étude.

Nous remercions très vivement M. le professeur Carrieu qui nous a fourni le thème de ce travail, comme nous le remercions de l'honneur qu'il nous a fait en acceptant d'en présider la soutenance.

Que M. Flahault, professeur de botanique à la Faculté des sciences, reçoive ici l'expression de notre gratitude pour le bienveillant accueil qu'il nous fit à notre arrivée à Montpellier, et les excellents conseils qu'il nous donna pour nous guider dans nos débuts.

M. le médecin-major Bichelonne a bien voulu nous aider dans la rédaction de ce travail : nous lui en exprimons nos meilleurs et nos très sincères remerciements.

FIÈVRE TYPHOÏDE

ET GROSSESSE

CHAPITRE PREMIER

La grossesse et les principales maladies infectieuses

On sait, depuis longtemps, quelle influence fâcheuse peut exercer sur la grossesse l'apparition, chez la femme grosse, d'une maladie aiguë intercurrente, que cette maladie soit généralisée, comme la rougeole, la scarlatine, la variole, ou plus localisée sur un appareil spécial, comme la pneumonie, la fièvre typhoïde, etc., bien que ces dernières retentissent aussi sur l'organisme entier.

Cependant, bien que les progrès incessants de la bactériologie aient sur bien des points apporté des vues nouvelles sur le mode d'action des maladies infectieuses, sur l'utérus gravide et sur le fœtus qui y est contenu, cette étude est loin d'être achevée, et la plupart du temps nous en sommes réduits à des hypothèses pour expliquer ce mode d'action.

Cependant, nous pouvons émettre sans crainte cette proposition que toute maladie infectieuse intercurrente crée pour la femme enceinte et le produit de la conception des dangers plus ou moins menaçants, mais certains. Déjà, dans son *Traité des aphorismes*, le père de la médecine n'écrit-il pas : « Si une maladie se déclare chez une femme grosse, elle est mortelle. »

De même, Galien voit dans l'apparition d'une maladie une complication très redoutable.

Ambroise Paré essaie déjà une explication de l'avortement prématuré causé la plupart du temps par l'infection « davantage si la femme est longtemps malade sera cause d'avortement, parce que la femme se consomme, pourquoi le dit enfant est forcé de sortir par faute d'aliments qui ne lui sont pas envoyés en suffisante quantité. »

Le pronostic porté par les auteurs plus modernes, dans leurs diverses statistiques, est en général moins sombre : cependant on trouve entre l'opinion de ces auteurs des divergences assez considérables : c'est ainsi que pour la rougeole, tandis que Grisolle, Cazeaux la considèrent comme peu défavorable dans le cours d'une grossesse, Schneider, Bohn au contraire portent un pronostic sévère et pour la mère et pour le fœtus, dans le cas d'infection rubéolique.

Elle n'est pas grave dans les premiers mois de la grossesse, pour Bourgeois, mais le pronostic devient d'autant plus sérieux que le terme se rapproche davantage.

Tarnier et Budin donnent le conseil suivant : « Toute femme enceinte n'ayant pas eu la rougeole doit éviter avec le plus grand soin toutes les occasions qui pourraient l'exposer à la contagion de cette maladie, et changer momentanément de demeure, si la maison qu'elle habite est contaminée. »

La rougeole étant en somme assez rare chez la femme adulte, les faits de cette maladie survenant pendant la grossesse ne se présentent pas fréquemment.

De même la scarlatine serait rare chez la femme enceinte: Trousseau a signalé cette immunité spéciale, et son opinion est partagée par presque tous les auteurs.

Toutefois, Hervieux est d'avis que la scarlatine est souvent méconnue et qu'elle donne lieu à l'accouchement prématuré ; si elle est reconnue, on la considère comme une maladie *post partum*, alors qu'elle a en réalité frappé la patiente pendant le cours de la grossesse.

Aussi Braxton-Hicks a-t-il admis qu'il y avait fréquemment incubation prolongée de la maladie, la scarlatine n'éclatant que pendant les premiers jours qui suivent la délivrance.

Les faits de scarlatine post-traumatique ou post-opératoire observés par Paget et de Bovis peuvent donner à cette théorie un certain fondement. Barnes et Olshaussen appuient sur des statistiques l'hypothèse de Braxton-Hicks.

Quoi qu'il en soit, quand la scarlatine survient pendant la grossesse, elle peut soit déterminer l'accouchement prématuré sans mort du fœtus, soit tuer celui-ci.

Il en est de même de l'action de la variole; elle est parfois nulle et parfois au contraire peut causer un chiffre énorme d'accouchements prématurés.

Dans une épidémie qui sévit à Milan en 1870-71, presque toutes les femmes grosses avortèrent. D'après Ribemont, Dessaignes et Lepage, il faut distinguer les différentes formes de la maladie, qui ont un pronostic différent.

1° *Varioloïde.*—Elle est généralement bénigne, mais donne lieu cependant quelquefois à l'avortement (quatre fois sur trente-sept, d'après Meyer).

2° *Variole discrète.* — L'avortement ou l'accouchement prématuré s'observent dans la moitié des cas, la femme guérit presque toujours.

3° *Variole confluente* — L'interruption de la grossesse est ici la règle, et l'expulsion du produit de la conception est d'autant plus inévitable que la grossesse est plus avancée; il en est de même de la variole hémorragique. L'interruption de la grossesse peut se faire à toutes les périodes de la maladie, que ce soit pendant l'invasion, à la période d'éruption où elle est le plus fréquemment observée, dans le cours ou à la fin de la suppuration.

On n'est pas fixé sur les causes qui peuvent déterminer l'expulsion du fœtus. C'est peut-être l'hyperthermie, c'est peut-être la métrorragie, c'est peut-être, comme le veut Barthélemy, la maladie du fœtus et souvent la mort de ce dernier, causée par l'intoxication variolique et l'élévation de la température.

En général, l'état de gravidité n'influence que très peu l'évolution et le pronostic de la maladie ; cependant Raymond signale un cas où une variole, d'allures bénignes, fut transformée en une forme hémorragique rapidement presque mortelle. Quand il ne se produit ni avortement ni accouchement prématuré, le fœtus peut continuer à vivre et naître sans présenter aucune trace de l'infection variolique ; il serait alors très réfractaire à cette maladie.

Dans quelques cas, il a pu être atteint *in utero* pendant la maladie de la mère, ou même après celle-ci : faits de Pinard, de Méjean.

D'après ce dernier auteur, la variole, dans ce cas, amènerait fatalement la mort du fœtus.

L'érysipèle est une redoutable complication pour les femmes enceintes : la plupart du temps l'accouchement prématuré se produit et la mère est exposée aux plus graves complications infectieuses. Hunter Powell a cité un cas où le fœtus aurait été atteint d'érysipèle *in utero*; les recherches de Kaltenbach, de Runge, à ce sujet, ne sont pas concluantes.

Il n'y a pas d'immunité spéciale des femmes grosses contre le choléra, pas plus qu'il n'y a chez elles de prédispositions du fait de la maladie ; mais la grossesse semble influencer défavorablement la marche de l'affection cholérique, car beaucoup de malades succombent. Par contre, l'apparition du choléra doit faire porter un pronostic très sombre au point de vue de la grossesse : presque toujours se produisent l'avortement ou l'accouchement prématurés : statistique de Gaillard (*Gazette hebdomadaire*, 1er oct. 1899).

On n'est pas fixé sur les causes qui déterminent l'avortement : elles seraient, d'après Bouchut, dans les crampes utérines ; d'après Slavianski, dans la production d'une endométrite aiguë hémorragique ; pour Queirel, dans un trouble de la circulation fœtale causée par la stagnation du sang noirâtre et poisseux de la période cyanique.

L'empoisonnement du sang de la mère doit évidemment jouer un rôle considérable dans cette expulsion du fœtus : on n'a jamais pu retrouver, malgré les recherches tentées à cet effet, le bacille cholérique, soit dans le liquide amniotique, soit dans les tissus du fœtus. Cependant Mouchet, dans sa thèse (Paris 1867, (*Choléra et grossesse*), cite des faits d'autopsie de fœtus nés de mères cholériques où les lésions caractéristiques ont été observées : muqueuse intestinale très congestionnée, liquide floconneux blanchâtre, d'odeur fétide, petites granulations blanchâtres comme dans l'intestin maternel, cœur exsangue et contenant, dans ses cavités, des caillots noirâtres et volumineux.

L'infection cholérique est donc susceptible de se transmettre de la mère au produit de la conception.

Les travaux de Grisolle, de Netter, la thèse de S. Flatté,

nous donnent des renseignements sur les rapports de la pneumonie et de la grossesse.

Comme pour les autres maladies infectieuses, on ne trouve ni immunité ni prédisposition chez la femme grosse : elle est toujours plus sérieusement atteinte, du fait de la gêne apportée par l'utérus gravide à la respiration et à la circulation.

L'avortement survient dans plus du tiers des cas, l'accouchement prématuré dans les deux tiers : donc, l'interruption de la grossesse est d'autant plus fréquente qu'elle est plus près du terme. Les causes de cette interruption ne sont pas déterminées : hyperthermie, dyspnée, surcharge du sang par l'anhydride carbonique, mort du fœtus.

Celui-ci, quand il naît vivant, peut ne pas être malade, mais il peut succomber dans les jours suivants après avoir présenté des symptômes graves.

Netter a prouvé, par des recherches bactériologiques, qu'il y a dans ce cas infection générale de la mère et passage du pneumocoque dans son sang. Le fœtus peut être atteint alors, non seulement de localisations pulmonaires, mais de localisations méningées, cardiaques, sous-cutanées, etc.

Nous avons donné ce rapide aperçu de l'influence que peut avoir et pour la mère et pour le produit de la conception l'apparition d'une maladie infectieuse chez la femme gravide.

Nous pourrons, par analogie, rapprocher certains faits observés chez les femmes grosses atteintes de fièvre typhoïde.

CHAPITRE II

Influence de la grossesse sur l'évolution de la fièvre typhoïde.

Nous étudierons donc maintenant quelle est, d'une part, l'influence que peut avoir la grossesse sur les allures de la dothiénentérie, et, d'autre part, quelles conséquences peut entraîner d'abord pour la mère, puis pour le fœtus, l'apparition de la fièvre typhoïde dans le cours d'une grossesse.

Les influences réciproques ont été étudiées déjà, en 1834, par Chomel, qui, dans ses leçons cliniques, parle seulement, il est vrai, de la fièvre typhoïde chez les femmes nouvellement accouchées: pour lui, cette affection se montre rarement chez ces dernières et l'accouchement créerait plutôt une immunité relative.

Les *Archives générales de médecine*, sous le titre de « Notice de la dothiénentérie », publient trois observations d'autopsie d'enfants nés de mères typhiques, morts au bout de quelques jours et à l'autopsie desquels on trouva des ulcérations des plaques de Peyer : ces enfants avaient dû contracter leur affection pendant la vie intra-utérine.

Puis ce sont les études de Manzoni, de Cazeaux, de Benjamin Verneuil, de Bourgeois, de Liebermeister, etc.; leur énumération seule serait un peu aride et nous entraînerait trop loin : nous retrouverons les noms de ces auteurs dans le cours de notre travail.

Une première question se pose tout d'abord : celle de la susceptibilité plus ou moins grande des femmes gravides à être infectées par l'Eberth.

Cette question a été très controversée : il fut un temps où, selon les doctrines de Niemeyer et Rokitansky, on admettait une véritable immunité de la femme grosse vis-à-vis de la fièvre typhoïde. Güsserow, Liebermeister, citent des statistiques concluant en faveur de cette immunité. Zuelzer, sur 1,852 cas de fièvre typhoïde, trouve 24 femmes grosses, soit 1,3 pour 100.

Il est vrai que dans ce chiffre de 1,852 cas sont compris des malades des deux sexes : le pourcentage est donc loin d'être l'expression de la réalité des faits observés. La proportion établie par Goldtammer à l'hôpital de Betthanie est plus exacte : elle ne porte que sur des femmes typhiques : sur 600 de celles-ci, il trouve 26 femmes enceintes, soit 4,33 pour 100. Il est vrai que dans ce chiffre de 600 femmes sont comprises des jeunes filles et même des enfants, d'où une cause d'erreur.

C'est un reproche semblable que l'on peut faire à la statistique de Martinet ; à Lariboisière, cet auteur, sur 460 femmes atteintes de fièvre typhoïde, en compte 16 enceintes, la proportion est de 3,5 pour 100. Le docteur Lebon nous a donné une étude très concluante et très instructive d'une épidémie de fièvre typhoïde qui sévit à Liverdun en 1883 ; cette épidémie, qui fut sévère, frappa surtout des cités ouvrières, et dans certaines maisons, ou même des groupes de maisons, atteignit presque tous les habitants. C'est donc dans son étude que nous trouverons une idée exacte de l'immunité que peut créer la grossesse vis-à-vis de l'infection éberthienne. Cette épidémie, sur 430 habitants, frappa 94 personnes : parmi celles-ci, il y avait 44 personnes du sexe féminin. Sur ces 44 personnes, 25 étaient des enfants au-dessous de quinze ans : restent 19 femmes, dont 5 étaient dans un état de gravidité : soit 26 pour 100 environ. Nous voyons donc quel écart considérable sépare ce pourcentage de celui des auteurs précédents ; cependant les conditions dans lesquelles observa le docteur Lebon nous font incliner à nous fier plutôt à ses chiffres qu'à ceux des statistiques favorables de Züelzer, de Goldtammer et de Martinet.

Duhaut, dans sa thèse inaugurale, admet seulement une immunité de la femme enceinte ; il réunit le chiffre de trois statistiques : la première est tirée d'un travail publié à Lyon en 1876 et intitulé : Rapport sur le traitement de la fièvre typhoïde par la méthode de Brand ; elle porte sur 750 cas de cette maladie, observés par 35 médecins de la ville et des hôpitaux en 1874 ; sur ce nombre élevé de malades, on ne trouve que 4 femmes enceintes.

La deuxième statistique est prise dans un travail du docteur Mollière, paru dans le *Lyon médical* en 1888 et intitulée : cinq années de traitement de la fièvre typhoïde dans un service hospitalier.

Sur 132 cas de la fièvre typhoïde rapportés dans ce travail, il n'en figure aucun relatif à une femme grosse.

Dans une deuxième statistique du docteur Mollière portant sur 4 années et comprenant 164 atteintes de dothiénentérie, il n'y a que trois observations de femmes enceintes.

En réunissant ces trois chiffres, on obtient un total de 1046 cas parmi lesquels seulement 7 cas de grossesse.

Nous ferons à cette statistique les mêmes reproches qu'à celles des auteurs précédemment cités : comment conclure à une immunité, même relative, en tablant sur des totaux obtenus en comptant les hommes, les femmes, les enfants : d'ailleurs *à priori* on ne voit pas pourquoi la femme gravide serait à l'abri de l'infection éberthienne. Güsserow admet que la femme est moins apte à cette atteinte pendant les derniers mois de la grossesse et donne de ce fait cette explication que à l'état de gravidité la femme s'expose moins, quand elle approche du terme, aux dangers de la contagion typhique, parce qu'elle se retire un peu de la vie commune. On peut ajouter qu'en général la femme grosse s'accorde d'autant plus de repos que sa grossesse s'avance davantage : elle se surmène moins, et a d'autant moins de chances d'être infectée : car le surmenage est un des principaux facteurs de la fièvre typhoïde.

Ces quelques réserves faites, on peut affirmer qu'il n'existe pas d'immunité, même relative, de la femme grosse à l'égard de l'infection typhoïdique. L'épidémie de Liverdun nous a suffisamment démontré cette proposition.

La grossesse est elle capable d'assombrir le pronostic de la fièvre typhoïde ? Existe-t-il des complications spéciales dans la dothiénentérie du fait de la gravidité ?

De tout temps on a cru à une beaucoup plus grande gravité des maladies infectieuses chez la femme enceinte : nous avons cité au début de ce travail le célèbre aphorisme d'Hippocrate.

De même Gardien : « Les femmes enceintes sont moins exposées à gagner les maladies contagieuses, mais lorsqu'elles en sont atteintes, elles succombent plus promptement. »

Nous avons déjà vu, dans le premier chapitre, que la plupart des maladies infectieuses : rougeole, scarlatine, variole, choléra, pneumonie, ont, chez les femmes grosses, un caractère bien plus marqué de gravité.

Si nous nous en tenons à la statistique établie par certains auteurs, Griesinger, Spiegelber, Liebermeister, par exemple, nous voyons que la proportion des décès est beaucoup plus considérable chez les femmes typhiques grosses : 40 pour 100 en moyenne, d'après eux.

Mais d'autres observations, portant sur un nombre de cas plus considérable et partant plus proches de la vérité, nous disent avec Murchison 4 morts sur 14 atteintes ; Brieger, 16 morts sur 59 atteintes ; Martinet 36 cas avec 16 guérisons.

Nous citons ces chiffres d'après la thèse de Penot : l'auteur ajoute après les avoir donnés que la moyenne des morts est de 17 pour 100 environ : il nous semble pourtant que cette moyenne est plus élevée : elle serait de 28 pour 100 d'après le chiffre de Murchison, de 27 pour 100 avec Brieger, de 55 pour 100 avec Martinet : en totalisant, nous arrivons au pourcentage général de 36,6 pour 100 environ, c'est-à-dire un chiffre beaucoup plus élevé que chez les autres typhoïsants.

Deux autres statistiques que nous trouvons dans les « *Charité Annalen* » de 1886 et dues à Brieger nous donnent :

1° 78 cas de fièvre typhoïde chez les femmes grosses, 16 morts :

2° 13 cas de fièvre typhoïde avec 3 morts ; soit pour la première 20 pour 100 environ ; pour la deuxième 23 pour 100 et en totalisant 21 pour 100.

Nous pouvons donc conclure de ces diverses statistiques que la fièvre typhoïde est en général plus grave chez la femme enceinte. La grossesse, bien qu'elle soit un état physiologique, crée chez la plupart des femmes un état d'anémie et de faiblesse qui explique bien que la malade résiste moins à l'infection éberthienne. La femme qui doit suffire, non seulement à sa nutrition, mais au développement de l'être qu'elle porte est moins apte à faire les frais d'une résistance sérieuse.

De plus, la grossesse, comme bien des auteurs l'ont soutenu, est une cause de surmenage pour le cœur, et l'on sait combien cet organe doit être surveillé, ménagé, maintenu dans les affections typhoïdes.

La fièvre typhoïde est donc plus grave chez la femme grosse, le vieil aphorisme hippocratique est vrai, avec un peu d'exagération cependant : la mort n'est pas fatale, est loin d'être fatale même, mais elle frappe plus fréquemment chez la femme grosse. Une particularité a été signalée par Montgomery (Thèse Dublin *Quarterly Journal of med. sciences*, 1875), c'est que la gestation pourrait retarder l'éclosion de la fièvre typhoïde ; nous avons déjà vu, à propos de la scarlatine, que Braxton-Hicks admettait aussi un certain retard dans le développement de cette infection du fait de la grossesse. L'observation de Montgomery a trait à une femme qui, contaminée pendant la grossesse, ne vit sa maladie se déclarer qu'après la délivrance. Nous avons trouvé nous-même dans la *Revue mensuelle de Gynécologie, Obstétrique et Pédiatrie de Bordeaux* (année 1900, t. II, p. 132) une observation du docteur Chambrelent que nous rapportons ici, et où nous trouvons aussi une certaine influence retardante imprimée, du fait de la gravidité, sur l'éclosion franche de la dothiénentérie.

Observation 1

(CHAMBRELENT)

Il s'agit d'une femme de vingt-six ans, exerçant la profession de domestique. Rien de particulier à signaler dans les antécédents héréditaires ou pathologiques. Elle a eu une première grossesse en 1894 qui s'est heureusement terminée par la naissance d'une fille actuellement en bonne santé. Devenue de nouveau enceinte dans le courant d'avril 1899, elle entre au mois de septembre dans le service de M. Davezac, non pas comme malade, mais simplement parce que, atteinte de varices très prononcées des membres inférieurs, elle ne pouvait continuer à faire son service de domestique.

Elle resta ainsi dans le service de M. Davezac, simplement pour s'y reposer en attendant le terme de sa grossesse.

Mais, à partir du 20 décembre 1899, cette femme se plaignit de céphalalgie, d'un manque absolu de sommeil et d'une fatigue générale. On constata chez elle alors un état fébrile se manifestant par une élévation de la température. On ne porta aucun diagnostic précis sur cet état pathologique, et quelques jours après, le 24 décembre, cette femme, qui était arrivée environ au huitième mois et demi de sa grossesse, fut prise des premières douleurs de l'accouchement.

Elle fut alors amenée à la clinique obstétricale où elle accoucha normalement le 24 décembre à une heure du matin. La délivrance fut également normale. Le lendemain de l'accouchement, on constata chez cette femme une température au-dessus de la normale. Elle fut alors transférée au service d'isolement de la clinique obstétricale, c'est là que nous fûmes appelé à la voir pour la première fois, le 24 décembre.

A ce moment, elle présente un aspect abattu, un facies vultueux, des fuliginosités sur les lèvres. Utérus bien rétracté, non douloureux à la pression. Gargouillement dans la fosse iliaque droite. Taches rosées sur le ventre.

Le diagnostic de fièvre typhoïde est immédiatement porté, et, comme confirmation, on procède au séro-diagnostic, qui donne très nettement un résultat positif.

Les jours suivants, la maladie suit son cours régulier, avec complication du côté du cœur qui cède à l'emploi de la digitale.

Aujourd'hui, 8 janvier, l'état de la malade s'est manifestement amélioré, elle paraît arriver à la fin de la période aiguë de la maladie.

Sur ces entrefaites, nous avons recherché ce qu'était devenu l'enfant de cette femme, qui était né en pleine période d'infection typhoïque de la mère.

A sa naissance, cet enfant, bien conformé, pèse 3.240 grammes. Il est envoyé à l'hôpital des Enfants assistés.

Cet enfant, surveillé, ne paraît présenter aucune affection grave. Le 29 décembre, le séro-diagnostic est pratiqué chez l'enfant par M. Buard, préparateur de médecine expérimentale à la Faculté ; ce séro-diagnostic donne un résultat négatif. Depuis, cet enfant s'est toujours bien porté.

Il semble donc que, bien que né en pleine période aiguë d'affection typhoïque de la mère, la transmission de la maladie n'a pas eu lieu.

Cette observation est intéressante encore à cause des observations qui ont été faites sur l'enfant né de cette mère infectée par l'Eberth ; nous y reviendrons ultérieurement : retenons ce fait important que, chez lui, le séro-diagnostic s'est montré négatif.

CHAPITRE III

Influence de la fièvre typhoïde sur la grossesse

En général, la dothiénentérie interrompt la grossesse et provoque, selon l'époque de celle-ci, soit l'avortement, soit l'accouchement prématuré.

Nous avons vu que de même la plupart des maladies infectieuses provoquaient aussi cette expulsion prématurée : elle est particulièrement fréquente par exemple dans la variole, le choléra, la pneumonie ; nous avons vu aussi que cette expulsion a d'autant plus de chances de se produire que la maladie offre un caractère plus grand de gravité.

Les chiffres suivants, empruntés à divers auteurs, nous fixeront sur la fréquence des expulsions avant terme dans la dothiénentérie.

Liebermeister (Leipzig 1874) observe 15 avortements sur 18 grossesses compliquées de fièvre typhoïde, soit 83 pour 100 environ.

Züelzer, 14 avortements sur 24 cas, soit 58 pour 100.

Kaminsky, 54 avortements sur 87 cas, soit 58 pour 100.

Brieger (*Charité Annalen*), 53 avortements sur 78 cas, soit 68 pour 100.

Martinet, 66 avortements sur 109 cas, soit 60 pour 100.

Baratte (Thèse de Paris 1882) observe que, sur 94 cas, il s'est produit 57 fois l'expulsion prématurée, soit encore environ 60 pour 100.

Sacquin (Thèse de Paris 1885) nous donne un pourcentage un peu supérieur : 64 pour 100 avec 169 avortements, sur 310 atteintes de fièvre typhoïde.

Nous voyons par conséquent que la proportion des expulsions avant terme oscille dans les environs de 60 pour 100. Les deux tiers des cas de fièvre typhoïde amènent ainsi l'interruption du cours de la grossesse.

D'ailleurs la fréquence de cet accident est variable, et variable surtout suivant les différentes épidémies ; c'est ainsi que Griesinger écrit :

« Dans mon hôpital, j'eus cinq cas de fièvre typhoïde chez des femmes enceintes. Toutes les cinq avortèrent, trois moururent. »

Dans l'épidémie de Vienne (1859), la fièvre typhoïde ne fut observée dans ces conditions que trois fois, il y eut trois avortements.

Au contraire, dans l'épidémie de 1854, sur douze femmes enceintes, trois seulement avortèrent, et il y eut un accouchement prématuré à sept mois.

D'autres facteurs entrent encore en ligne de compte pour produire avec plus ou moins de fréquence l'expulsion prématurée : le plus ou moins de gravité de la maladie, l'âge de la grossesse, l'époque de la maladie.

Ainsi Bourgeois (*Mémoires de l'Académie de médecine*, 1862) nous parle du rôle de la gravité de l'infection éberthienne :

« Sur vingt-deux femmes que nous avons observées atteintes de fièvre typhoïde pendant les premiers mois de la grossesse, six n'ont eu qu'une maladie légère et n'ont pas avorté ; seize ont été atteintes de symptômes graves et douze ont avorté ; quatre ont conservé leur fruit. »

La fièvre typhoïde cause d'autant plus facilement l'avortement qu'elle offre un pronostic plus sévère : nous avons vu qu'il en est de même pour les autres maladies infectieuses : la varioloïde interrompt exceptionnellement le cours de la grossesse, tandis que la variole confluente l'interrompt presque à coup sûr. *A priori*, d'ailleurs, pareille règle se comprend : plus la maladie est grave, plus les complications sont à craindre.

De même l'âge de la grossesse influe sur la fréquence des expulsions fœtales: celles-ci ont lieu dans une proportion plus considérable pendant les premiers mois de la grossesse.

D'après le résumé fait par Penot de diverses statistiques, l'avortement, c'est-à-dire l'expulsion du fœtus avant le septième mois, se produirait surtout le plus souvent aux troisième, quatrième et cinquième mois.

Il est facile de comprendre que l'avortement soit plus fréquent que l'accouchement prématuré, car les mêmes causes doivent agir plus activement sur le produit de la conception au début de son évolution, quand il se forme encore, que lorsque l'œuf est formé : de plus, n'avons-nous pas vu, dans le chapitre précédent, que la dothiénentérie frappe plus volontiers la femme pendant les premiers mois de la grossesse ?

L'accouchement prématuré est d'autant plus commun que l'on va davantage vers le terme naturel de la grossesse. Cela se conçoit facilement : même chez la femme saine, les moindres incidents, un traumatisme léger, une indisposition, une émotion violente même, amèneront plus facilement l'accouchement avant terme, lorsque la femme est plus proche de ce terme. Il en est de même sous l'influence de la fièvre typhoïde.

Nous avons trouvé dans le « Compte rendu de la clinique obstétricale de Montpellier, pendant les années scolaires de 1891 à 1894, une observation d'accouchement avant terme provoqué par l'infection éberthienne, que nous résumons ici :

Observation II

Rose C., trente-quatre ans, journalière, déjà mère de cinq enfants, est apportée à la clinique obstétricale dans la nuit du 6 au 7 décembre 1891. Quoiqu'elle ne soit qu'au huitième mois de sa grossesse, elle vient d'être prise des douleurs de l'enfantement. Peu après son entrée, elle accoucha naturellement d'un enfant vivant, du poids de 2,350 grammes.

Elle raconte que, depuis trois ou quatre jours, elle se sentait très abattue ; soif intense, fièvre. Peu après son accouchement, on constate : Facies coloré, peau chaude et sèche. Le pouls, fréquent, bat 120 fois à la minute. T. : 39°6. Respiration pénible, sans rien de particulier à l'auscultation. Pas de diarrhée ; pas d'albumine dans les urines.

Le soir, T. : 39°8.

Le 8 décembre, T. : 39° ; Pouls : 124. Céphalalgie intense ; soif vive ; langue rôtie. La température se maintient très élevée jusqu'au 12, où elle descend aux environs de 38°. La sécrétion lactée, après l'accouchement, a été insignifiante.

L'état de la maladie reste sérieux, avec des températures comprises entre 38° et 39° jusqu'au 24 décembre, jour où la défervescence commence. Puis la convalescence s'établit franchement, et, le 15 janvier, la malade quitte le service en excellent état.

Dans cette observation, la dothiénentérie évolue d'une façon normale et ne paraît pas avoir été défavorablement influencée par l'état de puerpéralité de la patiente. Nous trouvons signalé aussi dans cette observation le peu de retentissement qu'eut la dothiénentérie en évolution sur les organes pelviens de la nouvelle accouchée : les lochies conservèrent leurs caractères habituels, il n'y a point eu d'hémorragie génitale ; au quinzième jour, l'utérus avait complètement réintégré l'excavation.

Nous remarquons seulement l'insuffisance et même l'absence presque d'établissement de la sécrétion lactée.

Nous avons rapporté cette observation avec quelques détails, parce qu'elle est caractéristique comme type d'accouchement prématuré déterminé par la fièvre typhoïde. Nous notons seulement que c'est dans les premiers jours de l'infection typhique que s'est produit l'expulsion du fœtus : nous faisons la même remarque dans l'observation I, de Chambrelent. Il n'en va pas ainsi d'ordinaire : qu'il s'agisse d'avortement ou d'accouchement prématuré, c'est plutôt dans le deuxième septenaire de la maladie que se voit cet accident. La statistique rapportée par Sacquin est instructive à cet égard : sur 26 cas l'avortement a eu lieu :

3 fois au 1er septenaire
2 — 2e —
5 — 3e —
1 — 4e —
5 — au début de la convalescence.

Cette prédominance de l'expulsion prématurée pendant le 2e septenaire se conçoit facilement : il est naturel que l'accident, s'il doit avoir lieu, se produise au moment où les phénomènes morbides sont le plus intenses, où l'infection est à son summum d'intensité, où la température atteint ses degrés les plus élevés.

CHAPITRE IV

Principales causes de l'expulsion prématurée

L'évolution de la fièvre typhoïde chez la femme enceinte détermine donc la plupart du temps l'expulsion prématurée du produit de la conception. Nous sommes renseignés, à peu près complètement, par les statistiques que nous avons rapportées au chapitre précédent sur la fréquence de cette expulsion prématurée, sur l'époque de la grossesse et la période de l'infection typhique auxquelles elle se produit plus volontiers. Il nous faut maintenant essayer de fixer à quelles causes est due cette expulsion avant terme. Quelle est, en un mot, la pathogénie de l'avortement provoqué par la fièvre typhoïde?

Depuis longtemps, les différents auteurs qui se sont occupés de la question ont proposé des explications plus ou moins plausibles, qui toutes cependant, reconnaissons-le, contiennent ou peuvent contenir une part de vérité. Nous trouvons successivement que l'on incrimine comme cause de l'avortement: la diarrhée, les complications pulmonaires, les congestions utérines, l'endométrite hémorragique, les perturbations nerveuses, l'hyperthermie, la fièvre typhoïde fœtale.

Nous passerons tour à tour en revue ces différentes hypothèses : nous nous étendrons plus longuement sur les deux dernières, et, surtout la dernière, la fièvre typhoïde du fœtus, qui ont été l'objet de très importants travaux.

1° *Diarrhée.* — Dès 1735, cette influence de la diarrhée sur l'expulsion prématurée est émise par Chambon de Monteau, qui explique que les spasmes intestinaux se propagent au muscle utérin et déterminent chez lui des contractions expultrices. Cette opinion a été reprise par Devilliers et Bourgeois : on conçoit qu'elle puisse contenir une partie de la vérité, mais on a cité bien des cas de dysenterie chez la femme enceinte sans qu'il y ait eu avortement.

2° *Complications pulmonaires.* — Les complications par les efforts de toux répétés qu'elles engendrent, les secousses imprimées à l'utérus gravide, agissent d'une façon mécanique pour déterminer des contractions ou provoquer des hémorragies qui amènent l'expulsion fœtale. Grisolle s'est fait le défenseur de cette théorie, que Martinet combat énergiquement : si l'on accorde quelque influence aux complications pulmonaires de la dothiénentérie (bronchite hypostatique, broncho-pneumonie, congestion pulmonaire), c'est plutôt aux troubles de l'hématose qu'elles produisent qu'il faut attribuer leur influence pertubatrice sur la gestation: le sang maternel, moins riche en oxygène, surchargé d'anhydride carbonique, devient fonctionnellement insuffisant.

3° *Congestion utérine.* — On a remarqué fréquemment que, chez les femmes atteintes de fièvre typhoïde, il se produit au début des poussées sanguines, que l'on a comparées aux hémorragies nasales : ce sont de véritables épistaxis utérines. De même, pendant le cours de l'affection, il peut se produire des hémorragies par congestion passive, hémorragies qu'une certaine friabilité spéciale des vaisseaux sanguins semble rendre beaucoup plus facile.

On sait aussi depuis longtemps que la fièvre typhoïde fait souvent apparaître l'écoulement menstruel avant la date normale de son apparition.

Il se produit donc des troubles circulatoires dans la matrice des typhoïsantes, troubles actifs ou passifs ; ne seraient-ils pas capables sinon de provoquer, au moins d'aider, dans une certaine mesure, l'expulsion prématurée du fœtus ?

4° *Endométrite hémorragique.* — Pour quelques auteurs, il existerait d'autres hémorragies dues à une véritable inflammation de la muqueuse utérine, à une endométrite hémorragique. Goldtammer et Züelzer voient dans cette complication une cause d'avortement. Güsserow écrit à ce propos: « La cause des hémorragies se trouve dans les maladies de la muqueuse utérine : les pseudomenstruations, qui ont lieu pendant l'infection typhique, s'expliquent par la même raison. »

Il faut reconnaître cependant que les recherches manquent sur cette question : on n'a jamais constaté de lésions de la muqueuse de l'utérus pendant la dothiénentérie ; les observations sont muettes sur ce point particulier. Nous trouvons seulement dans les *Archiv fur Gynæcologie* des constatations que Slawjanski a faites : cet auteur a trouvé chez les cholériques enceintes une endométrite hémorragique ayant déterminé l'avortement. Il se pourrait que la dothiénentérie, maladie infectieuse comme le choléra, fut susceptible de provoquer pareille inflammation.

5° *Perturbations nerveuses.* — Sacquin (Thèse de Nancy, 1885) s'est fait défenseur de cette opinion, que c'est l'action du poison éberthien sur le centre génito-spinal qui amène l'avortement. Il est vrai que les troubles nerveux sont à peu près constants dans la fièvre typhoïde : on a trouvé très fréquemment des congestions passives, des infiltrations œdémateuses médullaires ayant produit pendant la vie, soit des contractions, soit des crampes douloureuses, soit des paralysies plus ou moins tenaces ; de même, on voit, à chaque instant, le poison typhique exciter les différents centres médullaires ou cérébraux : l'utérus gravide n'est-il pas dès lors, pendant l'évolution d'une dothiénentérie, un organe tout désigné pour subir l'action nocive des toxines éberthiennes, et le centre génito-spinal ne sera-t-il pas plus prédisposé à être excité pour les mêmes causes. Cela se produira surtout dans les formes nerveuses, dans les formes ataxiques de la fièvre typhoïde. Sans croire trouver dans les perturbations nerveuses l'explication unique de l'avortement provoqué par l'Eberth, il faut reconnaître que cette hypothèse peut renfermer une certaine part de vérité.

6° *Influence de la température.* — Nous abordons là une des causes qui ont été le mieux étudiées et le mieux défendues de la pathogénie de l'avortement pendant la fièvre typhoïde. C'est à l'hyperthermie que la plupart des auteurs attribuaient le plus grand rôle avant les recherches bactériologiques.

Nous avons déjà vu, dans le chapitre premier, que dans les différentes maladies infectieuses cette hyperthermie prend une large part dans l'expulsion prématurée : plus la température est élevée, plus l'expulsion a de chances de se produire.

La rougeole, à températures généralement peu élevées, ou mieux peu tenaces, cause moins d'avortements que la variole, la pneumonie ; l'érysipèle bénin, à répétition, provoque très rarement l'expulsion, tandis qu'un érysipèle plus sérieux tue presque sûrement le fœtus qui est dès lors expulsé. Depuis longtemps déjà on s'est appliqué à apprécier l'influence que l'état fébrile et l'élévation de la température chez les femmes enceintes exercent sur les contractions du cœur et sur la santé du fœtus.

Déjà Hohl (*Die geburtshülfliche Exploration*) dans ses mensurations de la température des femmes grosses, avait trouvé qu'une basse température de la mère ralentit les battements redoublés du fœtus, tandis qu'une température élevée les accélère. Hüter (*Monatsschrift für Geburtskunde*) a également déclaré que le pouls fœtal participe aux maladies fébriles de la mère.

En 1862, Fiedler (*Archiv der Heilkünde*) a démontré, sur deux femmes enceintes atteintes de fièvre typhoïde, que le pouls fœtal se comporte, quant à sa fréquence, d'une façon analogue à celui de la mère, et qu'il présente des rémissions du matin et des exacerbations vespérales tout à fait semblables, mais en général plus grandes. Bien plus frappante encore et bien plus précise se montra, dans les deux cas, la concordance entre la température de la mère et le pouls de l'enfant. Le parallélisme de la courbe qui désignait la marche de la température maternelle et de celle qui indiquait la fréquence du pouls fœtal était tout à fait manifeste et durable : il était plus évident que celui que l'on constatait entre les deux pouls. Si la température de la mère s'élevait, l'action du cœur fœtal s'accélérait ; si la première tombait, la seconde se modérait aussi, et très souvent le plus ou le moins de température de la mère pouvait être reconnu distinctement par la courbe du pouls de l'enfant.

Winckel, en 1869 (*Klinische Beobachtungen zur Pathologie der Geburt*), a fait un grand nombre de semblables recherches sur le rapport des battements redoublés du fœtus avec la température de la mère pendant la grossesse ; il a constaté aussi que, lorsque la température élevée avait persisté depuis un certain temps, les battements étaient notablement augmentés, et que, d'une façon générale, les pulsations du fœtus et la température de la mère marchent d'un pas égal. Mais il a remarqué encore que, dans les cas où l'élévation de la température maternelle avait duré un certain temps. l'enfant naissait en état d'asphyxie ou même mort. Il y a donc dans ces cas l'hyperthermie durable, danger pour la vie du fœtus.

Kaminsky (*Deutsche Klinick*, 1866, *Med. Zeitung*, 1868) a eu l'occasion d'observer, pendant une épidémie, 87 femmes enceintes atteintes de fièvre typhoïde ou récurrente.

Dès que la température s'élevait à environ 40 degrés chez les femmes arrivées à une période avancée de la grossesse, il constatait du côté du fœtus les phénomènes morbides suivants :

1°. Accélération considérable des pulsations cardiaques qui, dans la plupart des cas, marchaient parallèlement avec l'élévation de la température.

2° Mouvement très fréquents de l'enfant.

Plus la température s'élevait, plus ces deux phénomènes s'accentuaient, et avec eux croissait le danger pour la vie du fœtus. Une température de 42° à 42°5, si elle se maintenait pendant quelque temps, devenait absolument mortelle pour l'enfant.

Le danger pour celui-ci commençait vers 40° et augmentait avec chaque dixième en sus. Plus l'état fébrile de la mère était intense et durable, plus la mort de l'enfant était rapide et certaine. En général le fœtus n'était expulsé que longtemps après avoir péri.

Ces observations de Kaminsky furent suivies des expériences que Max Runge, sur les conseils du professeur Leyden (de Strasbourg), entreprit sur des lapines pleines. Il les plaçait dans les étuves dont il réglait la température, de manière que celle des animaux en expérience atteignit 41° à 42°; en les sortant de l'étuve, il leur faisait subir l'opération césarienne et il trouvait les petits morts dans la matrice. Il tira de ces expériences les conclusions qui suivent :

« 1° La température du fœtus demeure toujours de quelques dixièmes de degré supérieure à celle de la mère.

» 2° Le fœtus meurt par le fait de la chaleur avant que la mère elle-même ait succombé.

» 3° Une température maternelle de 41°5, ne durerait-elle que quelques instants, est constamment mortelle pour le fœtus.

» 4° L'élévation de la température agit sur le muscle utérin et augmente son excitabilité. »

Vincent, dans sa thèse, en 1882, admet ces conclusions et en déduit qu'il y a grand avantage, à cause de cette influence néfaste de l'hyperthermie, à employer la méthode réfrigérente dans le traitement de la dothiénentérie : on a ainsi plus de chances de conserver les deux existences, maternelle et fœtale.

Savidan (thèse de Paris, 1882) admet aussi sans conteste cette influence de l'élévation de la température. On peut cependant objecter à Max Runge que les conditions dans lesquelles il a fait ses expériences sont loin de reproduire les phénomènes pathologiques tels qu'ils se passent dans une pyrexie. Runge soumet brusquement des femelles pleines à une température de 41°, 42°, et ne les y maintient que pendant quelque temps. Est-ce là ce que l'on voit habituellement dans la dothiénentérie ? Cette maladie n'a-t-elle pas une marche définie, avec des rémissions durant quelquefois plusieurs semaines ? La température monte progressivement, atteint son summum d'intensité et s'y maintient pendant quelque temps, pour redescendre ensuite. Aussi Doléris et Doré ont-ils fait de nouvelles expériences en soumettant des lapines pleines à des températures de 41°, 42° et même 43° ; mais, en élevant cette température lentement et progressivement, ils n'ont constaté dans ces conditions aucune influence néfaste de l'hyperthermie ni sur la marche de la gestation, ni sur la vitalité du fœtus.

Ces résultats concordent avec les constatations cliniques : combien de fois n'a-t-on pas vu des femmes supporter, à plusieurs reprises, et même parfois pendant quelques jours, une température supérieure à 40°5, sans qu'il en advienne rien de fâcheux ni pour elles ni pour leurs fruits. Dans sa thèse, Vincent rapporte l'observation d'une femme qui supporte pendant cinq jours entiers une température supérieure à 40° de plusieurs dixièmes et qui mena sa grossesse et accoucha d'un enfant vivant. Que conclure de ces différentes expériences et des données des observations cliniques ? Sans refuser à la température toute influence sur l'expulsion prématurée, comme le fait Sacquin par exemple, il faut reconnaître qu'elle est insuffisante, à elle seule, à provoquer cette expulsion. Elle joue certainement un rôle : l'accélération du pouls fœtal, l'exagération des mouvements constatés par Fiedler, Winckel, Kaminsky, indiquent nettement une souffrance du fœtus causée par l'hyperthermie. Mais, à côté de celle-ci, il y a sans doute une autre cause, qui joue un rôle plus considérable ; c'est l'infection du fœtus soit par le bacille typhique lui-même, soit par les toxines qu'il sécrète. D'ailleurs, ces deux causes se surajoutent le plus souvent : l'exacerbation de la température ne marche-t-elle pas de pair avec la violence de l'infection ?

7° *Fièvre typhoïde fœtale.* — Cette question de l'infection du fœtus a donné lieu à des travaux si nombreux et est tellement importante que nous lui consacrons le chapitre suivant.

CHAPITRE V

Infection du fœtus

Bien que Güsserow ait dit n'avoir jamais rencontré de lésions particulières à la fièvre typhoïde chez les fœtus nés de mères typhiques, la dothiénentérie fœtale existe certainement et a été nettement reconnue.

Charcellay, en 1840, a publié le cas d'un enfant atteint de fièvre typhoïde et mort huit jours après sa naissance. On trouve à l'autopsie des ulcérations intestinales, et le stade d'évolution de ces ulcérations montrait que la maladie du fœtus avait commencé déjà avant sa naissance.

En 1841, Manzoni communiquait à l'Académie de médecine la relation de l'autopsie d'un enfant né au septième mois, qui succombe vingt minutes après sa naissance. On trouva dans son intestin des follicules clos altérés.

En 1862, Weiss, dans l'*Allgemeine Wiener Medicinische Zeitung*, relate encore l'autopsie d'un fœtus chez lequel il trouva des lésions caractéristiques de la dothiénentérie.

Observation III

Il s'agit d'une multipare au sixième mois de sa grossesse. Elle avorta au seizième jour de sa maladie et prétend avoir ressenti encore de légers mouvements fœtaux les premiers jours de sa maladie; vers le quatorzième jour environ survinrent les premières traces d'une hémorragie utérine. Le quinzième jour, elle ressentit les premières douleurs, et le lendemain elle avorta.

Autopsie du fœtus. — Il était du sexe masculin, long de dix à onze pouces environ ; il pesait une livre et quart. La peau était couverte de poils fins. Sur le tronc, aux extrémités, on trouvait des taches noires, irrégulières, de la grosseur d'un grain de pavot (pétéchies) et environ une quinzaine de vésicules de même grosseur, remplies d'un liquide de couleur rouge (vésicules de pemphigus). La rate avait environ un pouce et quart, et était facile à dilacérer. L'intestin grêle présentait des ulcérations nombreuses et était fortement dilaté. Il renfermait une quantité notable de méconium. La muqueuse était fortement injectée ; les plaques de Peyer, les follicules clos et les glandes mésentériques tuméfiées.

Ces recherches sont fort intéressantes, mais on peut bien leur faire cependant un reproche capital, c'est celui du manque de tout examen bactériologique. Ces recherches furent entreprises en 1885 par Reher ; puis par Neuhaus qui, sur un fœtus de quatre mois, mort-né, trouva dans le foie, le poumon, la rate, le rein, le cerveau et le contenu intestinal, un bacille qu'il considère comme le bacille typhique.

Chantemesse et Widal retrouvent de même le bacille typhique dans le sang placentaire d'une femme au quatrième mois de sa grossesse, qui avorta au douzième jour de sa maladie.

Eberth lui-même (1889) a obtenu des cultures pures de bacille typhique avec des fragments de foie, de rate, et avec du sang recueilli directement dans le cœur d'un fœtus de cinq mois et demi provenant d'un enfant expulsé en entier.

Giglio (*Centralblatt für Gynæcologie*, 1890) fait les mêmes constatations dans la rate, le foie, l'intestin d'un fœtus de trois mois.

Nous trouvons encore une observation de Ernst relative à

un fœtus né vivant à terme d'une femme atteinte d'iléotyphus. L'enfant était faible, ictérique et présentant un exanthème de la moitié sous-ombilicale du corps : il mourut quatre-vingt-trois heures après la naissance. Le sang et la lymphe de ce fœtus, inoculés dans la gélatine, donnèrent naissance à des colonies présentant les caractères du bacille d'Eberth. Sur des préparations, Ernst trouva un grand nombre de ces bacilles dans la lumière des vaisseaux, dans les artères des corpuscules de Malpighi, qui étaient obstrués en certains points dans la pulpe splénique.

Il examina également le placenta, les reins, les poumons, le foie, et vérifia aussi dans ces organes la présence du bacille typhique, ainsi que dans les artérioles terminales du cerveau, la pie-mère, la moelle des fémurs, les taches exanthématiques de l'abdomen, la fibre musculaire cardiaque.

Aussi, Ernst incline-t-il à admettre une prolifération intra-fœtale des microbes : ceux-ci trouveraient dans le sang du fœtus un terrain favorable à leur pullulation.

Une objection peut être faite encore à ces observations que nous venons de rapporter, c'est qu'au moment où elles ont été faites on ne connaissait pas encore les différentes réactions qui permettent de distinguer le bacille d'Eberth du coli-bacille, de sorte qu'on ne peut pas tirer de ces observations des conclusions rigoureusement fermes.

En juin 1892, dans la *Revue générale italienne de clinique médicale*, le professeur Minati relate l'observation de trois femmes enceintes atteintes de dothiénentérie et chez lesquelles l'avortement se produisit pendant le cours de la maladie.

Il fit deux séries d'expériences. Il pratiqua d'abord des examens bactériologiques et histologiques du placenta, des organes fœtaux ; il y constata la présence du bacille d'Eberth-Gafky, ainsi que dans le sang des organes maternels.

Puis il s'est servi des cultures qu'il avait recueillies et a fait des injections intra-veineuses à des femelles de cobayes et des truies pleines ; il retrouva toujours dans les tissus fœtaux et les espaces intervilleux du placenta un bacille présentant les caractères distinctifs du bacille typhique et semblable à celui qu'il obtenait en faisant des cultures avec le sang maternel.

H. Freund et E. Lewy (*Berliner Kliniche Wochenschrift*, 24 juin 1895) ont examiné les viscères d'un fœtus de cinq mois, mort quelques instants après sa naissance ; la mère était dans le quatrième septenaire d'une fièvre typhoïde caractéristique lorsqu'elle avorta en quelques heures. Ces auteurs firent des cultures avec le suc de la rate, le sang pris au cœur et dans le placenta, et dans toutes se développèrent des colonies typiques de bacille d'Eberth. Mais au contraire l'examen histologique des organes du fœtus, en particulier de l'intestin, ne fit découvrir aucune lésion.

Janiszewzki (*Münchener med. Wochenschrift*, 1896, n° 38) rapporte l'examen des organes d'un fœtus expulsé au huitième mois et qui mourut cinq jours après la naissance : le poumon, la rate, les reins, l'intestin étaient presque sains en apparence et cependant contenaient du bacille typhique à l'état de pureté.

Nous retrouvons cette absence de lésions dans l'observation suivante que nous empruntons à un travail de G. Etienne, professeur agrégé à la Faculté de médecine de Nancy (*Archives de tocologie et de gynécologie*, 1896). Cette observation fut prise dans le service du professeur Spillmann.

Observation IV

Il s'agit d'une jeune fille âgée de dix-huit ans ; dans sa maison, deux personnes habitant le même palier sont atteintes de fièvre typhoïde. Elle-même entre à la clinique le 4 novembre, au quatorzième jour d'une fièvre continue, grave.

T. : Matin, 40°5 ; soir, 40°7.

Pouls : Matin, 124 ; soir, 108.

Taches rosées nombreuses. Sudamina. La langue est sèche, rouge sur les bords ; le ventre est ballonné ; gargouillement dans la fosse iliaque droite ; diarrhée. La rate est très augmentée de volume. Râles sibilants disséminés dans la poitrine. Céphalalgie, insomnie. Les seins sont volumineux, les tubercules de Montgomery développés ; aménorrhée depuis trois mois et demi avant le début de la maladie.

Traitement par la balnéation répétée à 28° pendant dix minutes ; antisepsie intestinale.

Jusqu'au 12 novembre, les oscillations de la température s'accentuent entre 38°5 et 41°, le pouls entre 108 et 138.

A ce moment, la diarrhée a disparu ; il y a une selle par jour, le ventre est souple ; la bronchite a diminué d'intensité ; encore quelques taches rosées.

A partir de cette date, la température ne dépasse plus 39° ; il n'y a plus de bronchite, la langue est presque normale, tendance à la constipation.

15. — Epistaxis nocturnes.

17. — On ne constate plus de céphalée, plus de vertiges. La malade dort bien.

T. : Matin, 37° ; soir, 39°.

Pouls : 108.

La malade accuse quelques douleurs dans le ventre, surtout dans la fosse iliaque droite.

18. — T. : 38° ; soir, 39°.

Depuis sept jours, la température n'a pas dépassé 39°.

A huit heures du soir, quelques coliques dans le bas-ventre, et à une heure du matin l'avortement s'accomplit de la façon la plus facile, au vingt-neuvième jour de l'infection. Le lendemain matin, la température tombe à 36°, puis monte à 39° à une heure du soir.

Les suite de couches furent des plus simples. L'état général s'améliorait rapidement, lorsqu'au quarante-huitième jour, après cinq jours d'apyrexie complète, la température remonte progressivement, en quatre jours, jusqu'à 40° ; on assista à une rechute à évolution très régulière, avec taches rosées, nouvelle hypertrophie de la rate, etc. ; rechute qui dure seize jours. Puis la guérison se maintient définitive.

Huit heures après l'avortement, nous pratiquons l'autopsie du fœtus qui, à cette saison froide, avait été immédiatement placé dans un endroit frais.

Nous constatons que tous les organes sont absolument sains ; la rate n'est pas augmentée de volume ; l'intestin ne présente aucune lésion placentaire. Immédiatement, avec le sang du cœur recueilli dans le ventricule droit, le suc splénique, la pulpe hépatique et le sang du placenta, nous ensemençons des tubes de gélose peptonisée.

Il se développe sur ce milieu de nombreuses colonies constituées par de petits bâtonnets décolorables par la méthode de Gram, qui, réensemencés dans le bouillon, sur gélatine ou pomme de terre, donnent toutes les réactions caractéristiques du bacille d'Eberth ; ce microbe ne coagule pas le lait, ne fait pas fermenter la lactose, ne produit pas d'indol dans le bouillon.

Voici donc un fait incontestable de fièvre typhoïde fœtale avec passage du bacille d'Eberth dans le sang du fœtus.

L'état de parfaite conservation de ce fœtus, les précautions prises au service, permettent en effet d'éliminer l'hypothèse de dissémination post-mortem des bacilles.

De toutes les observations que nous venons de citer, il ressort clairement et d'une façon indubitable que la dothiénentérie fœtale existe. Le bacille typhique, qui infecte la mère, peut très bien passer de celle-ci au produit qu'elle porte et l'infecter à son tour.

Cette transmission se fait évidemment au niveau du placenta. Le temps n'est plus où l'on croyait que celui-ci, comme le croyaient Branell, Davaine et Bellinger, joue le rôle d'un filtre capable d'arrêter les éléments figurés qui circulent dans le sang maternel.

Déjà, en 1876, Fehling avait fait voir que certaines substances introduites dans l'économie maternelle pouvaient aller influencer le fœtus ; ainsi du curare, injecté dans la veine jugulaire d'une chienne pleine, amène l'immobilité du fœtus, que l'on peut constater deux ou trois heures après l'injection en ouvrant la matrice. Pour Fehling, tous les éléments du sang maternel, qu'ils soient gazeux, liquides ou en suspension, pénètrent avec lui dans les franges utérines fœtales : le passage a lieu à travers la couche épithéliale qui recouvre les vaisseaux placentaires les plus fins.

En 1880, Arlaing, Cornevin et Thomas prouvent que le microbe du charbon symptomatique passe de la mère à son enfant ; en 1882, Roux et Chambrelent prouvent le même passage pour le choléra des poules.

La même démonstration a été faite pour le rouget, la morve, la septicémie, et, dans l'espèce humaine, pour la scarlatine, la variole, la rougeole ; nous l'avons vu dans notre premier chapitre.

Les recherches de Netter sur le pneumocoque sont très instructives à cet égard : un nouveau-né d'une mère atteinte de pneumonie meurt lui-même de pneumonie compliquée, de méningite suppurée à pneumocoques ; de même une femme atteinte de méningite suppurée avorte d'un fœtus ayant une pneumonie compliquée d'épanchements dans la plèvre et le péricarde.

Cependant, d'après beaucoup d'auteurs, Malvoz en particulier, ce passage n'est pas constant : il ne se produit que dans des conditions déterminées ; le passage à travers le placenta résulterait toujours de lésions plus ou moins graves produites dans le placenta par les microbes pathogènes. Dans tous les cas où il y a passage de la mère au fœtus, il y a des foyers hémorragiques dans le placenta. Le sang maternel communique dès lors directement avec le sang fœtal, et il y a ainsi migration des germes pathogènes.

Cependant l'existence de ces lésions placentaires, de ces hémorragies, ne paraît pas indispensable pour permettre cette pérégrination des germes infectieux. Dans l'observation IV que nous rapportons de G. Etienne, il est bien spécifié qu'il n'existait pas de lésions placentaires. De même dans cette observation de Widal :

Observation V

Widal eut l'occasion d'examiner dans le service de M. le professeur Cornil, au cours de l'année 1890, une femme enceinte atteinte de fièvre typhoïde. L'avortement eut lieu à cinq mois. La mère succomba deux jours après l'avortement.

A l'autopsie de la mère on trouva des lésions caractéristiques de l'infection typhique, et les recherches microscopiques et bactériologiques démontrèrent la présence des microorganismes typhogènes. Le placenta ne présentait aucune altération, et cependant Widal a retrouvé le bacille d'Eberth dans les cultures qu'il fit avec le sang des différents organes du fœtus.

Il semble donc que les lésions placentaires ne soient pas indispensables pour permettre cette transmission du germe infectieux de la mère au fœtus.

Dans cette dernière observation de Widal, comme dans celles de G. Etienne, de Freund et Lewy, de Zaniszewski, dans l'observation plus ancienne d'Eberth, nous remarquons qu'il n'a existé chez le fœtus aucune lésion caractéristique de la fièvre typoïde, aucune manifestation intestinale ou splénique de la dothiénentérie à n'importe quelle époque de la vie extra-utérine.

Il y a là une véritable septicémie typhique, hématogène, qui vient à l'encontre de cet axiome qu'il n'y a pas de fièvre typhoïde sans dothiénentérie. Pour Freund et Lewy, cette absence de lésions se retrouverait habituellement dans les infections intra-utérines, même à bacilles spécifiques.

Netter et, après lui, Lewy ont montré de même que, dans l'infection pneumococcique, on ne trouve aucune lésion pulmonaire chez le fœtus lorsque cet organe n'a pas encore respiré.

Aucune des lésions si caractéristiques de la rate n'a été de même retrouvée par Mamourski, chez un fœtus dont le sang contenait en abondance le spirochète de la fièvre récurrente.

D'ailleurs, l'observation de Cazal prouve que, même chez l'adulte, il peut exister une fièvre typhoïde sans lésions caractéristiques de l'intestin, existence que les observations antérieures de Vaillard et Vincent, de Chantemesse et Widal permettaient déjà d'affirmer presque d'une façon certaine, bien que dans ces dernières la nature éberthienne du bacille ne soit pas établie d'une façon incontestable.

Nous pourrions donc trouver chez le fœtus né d'une mère typhoïsante, soit une septicémie hématogène sans localisation spécifique, soit un deuxième type dans lequel existent les lésions classiques caractéristiques : les observations que nous relatons au début de ce chapitre de Charcellay, de Manzoni, de Weiss, prouvent l'existence de cette deuxième forme, qui cependant paraît être la moins fréquente.

On a appliqué à la femme enceinte et au fœtus qui naît d'une femme typhique la méthode de la séro-réaction de Widal.

Rappelons seulement pour mémoire que Mossé a noté la séro-réaction dans le colostrum des femmes typhoïsantes. De même Achard et Bensaude, Thiercelin et Lenoble, ont démontré son existence dans le lait des nourrices infectées par l'Eberth : au contraire, le sang des nourrissons n'a rien donné. Le pouvoir agglutinant existe-t-il dans le sang du fœtus qui naît d'une mère typhique ? La question est encore controversée, mais il paraît certain qu'on le trouve le plus souvent. Nous avons, en effet, des observations où la séro-réaction donna un résultat négatif : Achard et Bensaude, chez le lapin, ont vu que le placenta arrêtait le pouvoir agglutinant; G. Etienne (*Presse médicale*, 1896) n'a pas trouvé la séro-réaction dans le sang d'un embryon de quatre mois et demi, alors qu'il la trouva dans le sang maternel. Charrier et E. Appert (Société de biologie, 7 novembre 1896) ont aussi obtenu un résultat négatif pour l'examen de différents liquides (sang du cœur, sérosités péricardiques et péritonéales, liquide céphalo-rachidien, etc., d'un fœtus de trois mois ; la macération du placenta, au contraire, donna l'agglutination caractéristique.

Il semble cependant difficile de conclure de ce fait que le placenta arrête à son niveau les substances agglutinantes, puisque nous trouvons des observations, comme celles de Chambrelent (Société d'obstétrique et de gynécologie de Bordeaux, nov. 1896), où le séro-diagnostic put être établi non seulement chez la femme enceinte de huit mois et atteinte de fièvre typhoïde, mais chez le fœtus dont elle accoucha prématurément dans le premier septenaire de sa maladie ; cet enfant vécut d'ailleurs, bien qu'il fût débile et qu'il présentât de l'ictère avec augmentation de volume du foie et du catarrhe broncho-pulmonaire.

De même dans la *Revue mensuelle de gynécologie, obstétrique et pédiatrie*, de 1899, nous trouvons le compte rendu d'une communication faite à la Société de biologie, le 4 novembre, par G. Etienne : cette communication porte sur la possibilité de la formation autonome de substances agglutinantes par le fœtus. Il compara le pouvoir agglutinatif du sang chez une femme atteinte de fièvre typhoïde vers la fin de sa grossesse et chez le fœtus qu'elle a expulsé. Chez le fœtus, le pouvoir agglutinatif s'est montré plus élevé que chez la mère, c'est ce qui est une preuve que le fœtus peut former par ses propres moyens la substance agglutinante. Le sang et les viscères du fœtus ne renfermaient pas le bacille d'Eberth : c'est donc seulement par réaction contre les toxines absorbées au niveau de placenta que l'organisme fœtal fabrique la substance agglutinante. Le liquide amniotique possédait un pouvoir agglutinatif égal à celui du sang fœtal.

Zangerle (*Münchener med. Wochenschrift*, 1900, n° 26) rapporte aussi le cas d'une femme enceinte, qui contracta la fièvre typhoïde et accoucha, au début du troisième septenaire, d'un enfant sain.

Le sang de cet enfant, qui n'avait cependant éprouvé aucun symptôme de la maladie, montra, par l'épreuve de la séro-réaction, qu'il possédait manifestement la propriété agglutinative. Le pouvoir agglutinatif du sang maternel avait-il été transmis à travers le placenta au sang fœtal, ou le fœtus avait-il réagi par ses propres moyens contre les toxines maternelles? La question est encore à l'étude et exige des éclaircissements nouveaux.

D'ailleurs ne sait-on pas que souvent, même dans des cas cliniquement indiscutables de fièvre typhoïde, la séro-réaction de Widal est souvent négative, soit que l'atteinte soit légère, soit au contraire que l'infection soit d'emblée très grave. Dans le premier cas, dit-on, il est inutile que l'organisme fasse les frais d'une défense, dans le deuxième il est si sévèrement touché qu'il lui est impossible de réagir, puisque le pouvoir agglutinatif serait justement la preuve de la résistence opposée par l'organisme à l'empoisonnement éberthien.

Ne se peut-il pas que des faits semblables se produisent dans l'organisme fœtal ?

Que conclurons-nous de cette étude? que la plupart du temps, pour ne pas dire toujours, on a constaté l'existence de l'infection éberthienne, à un degré plus ou moins grand il est vrai, chez le fœtus prématurément expulsé. Ces constatations, rares avant que les recherches bactériologiques soient possibles, se sont multipliées depuis qu'on sait reconnaître le bacille d'Eberth, que l'on pratique la séro-réaction de Widal. Nous relevons, il est vrai, dans notre exposé le cas de Chambrelent où l'enfant naît sain et a vécu (obs. I); le cas de l'obs. II où l'enfant naît vivant; dans ces deux cas, l'enfant ne paraît pas avoir été intoxiqué par l'Eberth: mais les deux femmes sont déjà au delà du huitième mois de leur grossesse, et, dès lors, ne suffit-il pas du moindre incident pour devancer de quelques jours l'accouchement normal?

Le calcul du début de la grossesse chez elles a-t-il été si précis qu'on puisse parler d'accouchement prématuré?

Nous croyons donc que le plus souvent, lorsqu'il y a avortement ou accouchement avant terme, que le fœtus est prématurément expulsé, c'est que ce fœtus lui-même est atteint de la fièvre typhoïde. Le fœtus aura certes d'autant plus de chances de succomber que la maladie maternelle sera plus sérieuse; mais, même dans les cas d'infection légère de la mère, la terminaison fœtale peut se produire chez lui, parce que sa fièvre typhoïde est plus grave: elle n'est plus comme chez la mère une infection localisée dans l'intestin et produisant à ce niveau des toxines, qui partent de ce foyer pour influencer l'économie d'une façon plus ou moins active: cette infection aura chez la mère peu de chances de se généraliser en envahissant tout le système circulatoire, en intoxiquant le sang.

Chez le fœtus, au contraire, c'est une septicémie hématogène, une infection d'emblée généralisée qui le tue le plus souvent ou le met dans des conditions de souffrance telle que l'expulsion prématurée se produit fatalement.

L'hyperthermie, les troubles nerveux, les autres facteurs cités plus haut, jouent sans doute un rôle, mais moins important certainement.

La température peut être élevée, les troubles nerveux graves, tant que l'infection du fœtus ne s'est pas produite, la grossesse peut poursuivre son cours et l'enfant survivre.

CHAPITRE VI

Traitement par les bains froids

Le grand danger que nous devons donc chercher à éviter dans la fièvre typhoïde, la grave complication qu'il s'agit d'empêcher de notre mieux, c'est l'expulsion prématurée du fœtus. Bien que certains auteurs comme Martinet, Cazeaux, Stoltz même, voient dans cette expulsion avant terme une circonstance heureuse, d'autres comme Güsserow et Griesinger pensent que la marche de la maladie est fâcheusement influencée par l'avortement ou l'accouchement prématuré.

Il est naturel de penser en effet qu'un organisme débilité par les souffrances, les spoliations sanguines qui accompagnent tout avortement, sera moins capable de résister à l'infection contre laquelle il a à lutter; de plus cet organisme débilité n'est-il pas plus apte à devenir la proie d'une infection nouvelle et redoutable, la septicémie puerpérale? Le streptocoque et le bacille d'Eberth peuvent parfaitement vivre l'un à côté de l'autre et leur association ne pourrait que fortement assombrir le pronostic. Les rétentions placentaires ne doivent-elles pas se produire plus facilement chez une femme affaiblie par la maladie, dont l'utérus peut moins complètement expulser son contenu. La thèse de Duhaut contient, sur cette influence néfaste de l'expulsion prématurée sur la fièvre typhoïde, trois observations très concluantes, l'une de Brousse

(*Gazette hebdomadaire de Montpellier*), l'autre de Spillmann, la troisième de Güsserow :

Dans la première, l'accouchement prématuré au huitième mois amène une aggravation de la maladie et l'exitus fœtal. Dans la deuxième, à la suite de l'avortement, il se déclara un commencement d'infection due à la rétention de débris placentaires ; enfin dans la troisième la mort survint parce que la dothiénentérie, à la suite de l'avortement, se complique de septicémie puerpérale.

Citons encore l'observation d'Empis où une typhoïsante, à la suite d'un accouchement prématuré, succomba à des hémorragies incoercibles.

En présence d'une femme enceinte atteinte d'une fièvre typhoïde, notre conduite doit donc être guidée par les deux idées suivantes :

1° Sauver l'existence de la mère ; 2° sauver, si possible, l'existence du fruit qu'elle porte, et ce non seulement pour celui-ci seul, mais encore parce que son expulsion prématurée aggrave le pronostic de la maladie maternelle.

Tout en traitant efficacement la mère, il faut donc employer la méthode qui nous donnera le plus de chances d'empêcher l'expulsion avant terme. Nous avons vu que celle-ci était produite peut-être par les troubles nerveux, peut-être aussi en partie par l'hyperthermie, mais surtout pour l'infection du fœtus, infection qui amène le plus habituellement sa mort et dès lors son expulsion.

Or nous avons dans le bain froid, dont l'efficacité dans le traitement de la dothiénentérie n'est plus à démontrer, un moyen excellent pour combattre ces trois facteurs.

A) Les troubles nerveux seront amendés par le bain froid. On sait que celui-ci est un sédatif puissant des accidents nerveux : les malades, sans sommeil depuis plusieurs jours, retrouvent le repos, dès que la balnéation est commencée ;

l'agitation, le délire, les phénomènes ataxiques, sont très diminués sous l'influence de la réfrigération. Nous remplirons donc par ce moyen la première indication.

B) L'hyperthermie est combattue efficacement par le bain froid. Cela est de notion si courante qu'il est superflu d'insister : nous éviterons donc par ce moyen de traitement au fœtus l'action des températures extrêmes qui pourraient lui être néfastes, si nous parvenons à maintenir plus basse la température maternelle.

Si nous n'arrivons qu'à obtenir des rémissions passagères, ces rémissions seront aussi très favorables au fœtus en lui évitant la continuité d'action de l'hyperthermie.

C) Le bain froid, par la diurèse abondante qu'il provoque constamment, est un grand éliminateur, et cette propriété est un des principaux facteurs de son action curative dans la dothiénentérie; par cette diurèse abondante, il amène l'élimination des bacilles ou des toxines sécrétées par ceux-ci. Plus nous parviendrons ainsi à débarrasser l'organisme maternel des bacilles et de leurs produits de sécrétion, plus nous écarterons pour le fœtus les chances d'infection ; d'où une indication de commencer de bonne heure le traitement par les bains froids, de manière à éviter autant que possible que les microbes ou leurs toxines ne traversent le placenta. Car l'organisme fœtal n'a plus, nous l'avons vu, seulement comme la mère une infection localisée à combattre, mais une septicémie d'emblée généralisée, les bacilles trouvant peut-être en lui un terrain propice à leur développement et leur pullulation.

Brand, dans sa statistique du traitement de la dothiénentérie par les bains froids, sur 20 femmes enceintes baignées, trouve 17 guérisons ; plus tard, pendant une épidémie à Stettin, en 1877, il observa deux femmes grosses, atteintes de fièvre typhoïde et traitées par la balnéation ; toutes deux guérirent, l'une après avoir avorté.

Güsserow, Brieger, sont partisans du traitement de la fièvre typhoïde, dans la grossesse, par les bains froids.

Tripier et Bouveret relatent deux cas de femmes grosses atteintes de dothiénentérie et que la balnéation froide guérit (*Les bains froids dans la fièvre typhoïde*).

Duhaut a pu recueillir douze observations, il y eut douze guérisons.

Penot (thèse de Paris, 1899) rapporte une observation fort incomplète, il est vrai, prise dans le service du professeur Debove, où l'on peut prévoir cependant que la mère guérit et qu'il n'y a pas d'expulsion prématurée du fœtus.

En ajoutant les observations que nous publions au cas de Penot, aux 12 cas de Duhaut, aux 2 cas de Tripier et Bouveret et 22 observations de Brand, on arrivera à un total de 37 cas dans lequel la mort ne survint que trois fois.

Nous pouvons donc hautement affirmer la supériorité du traitement de la dothiénentérie par le bain froid chez la femme enceinte, au point de vue maternel.

Au point de vue de la conservation de la vie du fœtus, les auteurs sont à peu près d'accord aussi pour reconnaître la supériorité du traitement par le bain froid : Tripier et Bouveret le font pressentir, sans se prononcer d'une façon ferme faute de documents.

Vincent, dans un travail paru en 1807, affirme hautement l'efficacité du bain froid pour permettre à la grossesse de suivre son cours normal. Il s'appuie sur trois observations personnelles où la grossesse fût menée à bien. « Il a employé la méthode de Brand, dit-il, non seulement pour combattre la dothiénentérie, mais avec la conviction de mettre en usage le moyen le plus sûr de conjurer l'avortement si justement redouté en pareille occurrence. »

Duhaut, dans ses recherches, arrive à ce résultat que le nombre des avortements dans les fièvres typhoïdes baignées est d'environ 21,5 pour 100. « Mais nous croyons, ajoute-t-il, que ce chiffre est trop élevé, et que, dans certains cas ou l'avortement a eu lieu, il aurait pu être évité si des bains avaient été donnés dès le début de la maladie, ainsi que le veut la méthode balnéaire bien appliquée. »

De ces conclusions et des observations que nous rapportons nous-même, nous pouvons en arriver à croire à la grande efficacité du bain froid sur l'avortement dans la fièvre typhoïde.

Observation VI

(*Résumée*)

(Bouveret, *in* thèse Duhaut)

Jeanne V..., vingt-cinq ans, ménagère, enceinte de sept mois.

Entrée le 28 mai 1891.

Début de la maladie il y a douze jours : inappétence, frissons, accablement.

Le lendemain, sensation extrême de brisement. La malade s'alite.

T. : 39°. Vomissements, céphalée, constipation.

Le 23 mai, le diagnostic de dothiénentérie est porté : T. : 40°. Bains froids.

Le 28, la malade entre à l'Hôtel-Dieu.

T. : 40°1. Bains de quinze minutes à 22°. Pas de douleurs utérines, l'enfant est vivant. Le col utérin est ramolli sur une grande hauteur, mais non dilaté. Urines troubles contenant de l'albumine.

Le 30, le col est ramolli sur toute sa hauteur ; quelques contractions utérines. Les bruits du cœur fœtal sont perçus au-dessus du pubis, à droite de la ligne médiane.

1er juin. — T. : 38°6, frisson à dix heures du matin. On constate la présence de sang dans les selles, mais pas d'hémorragie. L'enfant remue : douleurs lombaires.

La tête fœtale plonge dans l'excavation ; bruits du cœur perçus.

2.— Tête s'engage en OIGA. Le col ramolli s'efface, battements fœtaux à 160 par minute ; grandes oscillations thermiques ; pas de sang dans les selles.

Suppression des bains, lavements laudanisés.

3.— Accouchement à cinq heures du matin, après deux heures de grandes douleurs. On extrait le placenta manuellement. Pas de métrorragie consécutive, soins antiseptiques.

T. : 39°5. L'enfant, vivant, est mis dans une couveuse.

A quatre heures du soir, T. : 37°5.

4.— Quatre heures matin, T. : 40° ; neuf heures matin, T. : 38°7.

Pas de métrorragie. Lochies un peu odorantes. Utérus couché dans la fosse iliaque droite.

5.— Utérus revenu sur la ligne médiane. Lochies normales.

Le 5 juillet, la malade sort guérie après avoir pris vingt-sept bains.

Observation VII

(Résumée)

(Docteur Lacour, *Lyon Médical*, 1889)

M... (Marie-Adèle), trente-trois ans, déjà mère de six enfants, actuellement enceinte de quatre mois et demi. Pas d'incidents jusqu'ici dans la grossesse. Son mari est en convalescence d'une dothiénentérie qui a duré deux mois ; la sœur de cet homme, qui est venue la soigner, a également contracté la maladie. Elle-même entre pour fièvre typhoïde ; il y a quinze jours qu'elle est sans forces, sans appétit, soif ardente, insomnie, céphalalgie frontale.

Alitée depuis dix jours, épistaxis, vertiges, étourdissement.

Etat actuel (5 septembre).— Face colorée, fièvre vive. Pas de taches rosées abdominales. La matrice remonte à cinq travers de doigts au-dessus du pubis. On n'entend pas les bruits du cœur du fœtus et la malade n'a encore senti aucun mouvement.

Langue sèche, selles diarrhéiques. Bains à 32°, d'un quart d'heure de durée, toutes les trois heures.

8.— A une heure du matin, deux heures après le bain, violente crise d'éclampsie. T. : 40°3.

A cinq heures, T. : 39°8, à huit heures, 39°3.

La malade est sondée. On retire 300 grammes d'urine de coloration foncée, contenant de l'albumine. Pas d'œdème. On continue les bains, mais on les donne à 30° en abaissant progressivement jusqu'à 25°. Le soir, T. : 40°5.

9. — Pas de nouvelle crise, délire nocturne violent que les bains ont un peu calmé. La température se maintient entre 40 et 40°5. Dyspnée intense, râles muqueux en grand nombre aux deux bases.

10. — Température élevée, subdélire, dyspnée, urines très albumineuses, précipité caillebоté.

11. — Amélioration notable : plus de délire, dypsnée moins intense : T. 39°.

12. — L'amélioration continue, facies bon, la température tombe à 37°8 le matin, à 38° le soir. Les bains sont supprimés, la dyspnée diminue.

13. — Apyrexie ; état général excellent ; plus d'albumine dans les urines.

23. — La malade expulse un fœtus non macéré. Délivrance complète sans incidents. Douleurs et hémorragies modérées.

28. — Etat général bon. Ni fièvre, ni douleurs abdominales, ni pertes fétides. Appétit.

4 octobre. — La malade sort guérie.

Observation VIII

(*Résumée*)

(Vinay, *in* thèse Duhaut)

Mme V..., vingt-deux ans, primipare, enceinte de trois mois et demi environ ; bonne santé habituelle. Malade depuis dix jours ; accablement, céphalalgie, anorexie, fièvre, agitation nocturne.

Le médecin constate les symptômes habituels de la dothiénentérie : fièvre, langue saburrale, peu sèche, ballonnement abdominal ; gargouillement de la fosse iliaque droite, taches rosées, etc. Bains froids à 25°, puis 20°, toutes les trois heures.

Les bains froids furent continus pendant six jours, à ce moment se produisit l'avortement ; pas d'hémorragie notable.

Puis la fièvre tombe et la malade se rétablit au bout de quelques jours.

Observation IX

(*Résumée*)

(H. MOLLIÈRE, *in* thèse DUHAUT)

C... (Catherine), trente ans. Entre à l'hôpital le 30 novembre 1888, au quinzième jour d'une dothiénentérie très grave. Grande misère physiologique ; six enfants à terme que la malade a nourris. Actuellement la malade est enceinte de quatre mois.

Grande prostration, langue saburrale, rouge à la pointe et sur les bords; diarrhée, ballonnement abdominal. Pouls petit ; dyspnée considérable ; râles crépitants aux bases ; toux. Urines : disque d'albumine notable.

T. matin : 40°5 ; soir : 41°3.

Bains à 20° pendant dix minutes.

1er décembre. — Dyspnée extrême, délire continu. Les jours suivants, la température diminue, l'état général s'améliore.

8. — T. oscille entre 39° et 39°5 ; apparition d'une angine à fausses membranes pultacées.

Jusqu'au 17, état général grave, avec quelques rémissions passagères.

Le 21 décembre, la température ne dépasse plus 37°7.

Pouls meilleur, plus de dyspnée. On supprime les bains, la convalescence commence.

La malade quitte l'hôpital le 11 février : elle a guéri complètement malgré l'apparition d'un phlegmon sous-péritonéal, qui a été incisé avec un heureux résultat.

La malade est revue en avril. Elle va très bien et la grossesse suit son cours normal.

Observation X

(*Résumée*)

(H. MOLLIÈRE, *in* thèse DUHAUT)

M... (Marie), vingt-quatre ans, entre le 15 juin 1891 à l'hôpital. Diagnostic : fièvre typhoïde. Elle est enceinte de huit mois ; signes nets de dothiénentérie : taches rosées abdominales. Céphalalgie vive. Beaucoup de diarrhée.

Les bruits du cœur du fœtus sont perçus avec netteté ; ils présentent une certaine irrégularité.

Urines normales. T. : 40°2.

Traitement. — Bains à 22° de quinze minutes de durée.

16 juin. — Amélioration notable à la suite des bains. Les symptômes généraux ont perdu de leur intensité. Les battements cardiaques du fœtus sont devenus très réguliers.

17. — L'amélioration continue ainsi que les jours suivants : la malade sort guérie le 29 juin, après avoir pris dix-huit bains.

Observation XI

(*Résumée*)

(H. Mollière, *in* thèse Duhaut)

G... (Marie), vingt-deux ans, entre à l'Hôtel-Dieu le 23 octobre 1891.

Début de la maladie : environ cinq jours. La malade soignait son mari atteint de dothiénentérie grave depuis près de deux semaines.

Début par lassitude générale, s'accompagnant de céphalalgie violente, douleurs musculaires, épistaxis, diarrhée.

A l'entrée, ces symptômes persistent : langue saburrale, rouge à la pointe et sur les bords, gargouillement et douleur à la pression de la fosse iliaque droite.

Rate douloureuse et hypertrophiée. T. : 39°. Urines normales.

La malade est enceinte de deux mois et demi, primipare.

Bains à 20° régulièrement administrés, durée de quinze minutes.

La maladie suit son cours régulier, sans rien présenter de caractéristique. Elle évolue avec une grande bénignité. Jamais aucune menace d'avortement.

La convalescence s'établit.

La malade sort guérie après avoir pris vingt-trois bains.

Observation XII

(*Résumée*)

(H. Mollière, *in* thèse Duhaut)

F... (Louise), vingt-deux ans, domestique, entre à l'Hôtel-Dieu le 3 décembre 1890. A commencé quinze jours auparavant à avoir des maux de tête. Depuis huit jours, diarrhée, vertiges, prostration, douleurs dans l'abdomen La malade est enceinte. Température à l'arrivée est de 39°5. On met tout de suite la malade aux bains froids à 28°.

6 décembre. — La température semble suivre une marche ascendante, mais l'état général reste satisfaisant.

7. — Râles sous-crépitants aux deux bases. Pouls égal, régulier, mais fréquent : 136.

21. — L'état général est considérablement amélioré. Depuis trois jours, la température est retombée à la normale.

La malade ne prend plus de bains.

2 janvier.— La malade continue à se maintenir dans un état satisfaisant.

Du 7 au 11 janvier, fièvre, courbature, céphalalgie, bronchite légère : phénomènes grippaux qui s'amendent.

20. — Depuis la veille du soir, douleurs lombaires et coliques intestinales qui seront accentuées la nuit ; au matin, fièvre, coliques abdominales, douleurs lombaires. On entend à droite de l'ombilic et au-dessous, à 6 ou 7 centimètres de la ligne médiane, les bruits du cœur du fœtus.

Col ramolli. Repos et lavements laudanisés.

Le soir, douleurs lombaires vives, col très ramolli. Cataplasmes laudanisés.

Ces menaces s'arrêtent là, la malade sort entièrement guérie après avoir pris quatre-vingt-un bains. Deux mois après la fin de la fièvre typhoïde, elle n'avait pas avorté.

Observation XIII

(*Résumée*)

(Docteur Vincent)

Claudine P., cuisinière, vingt-sept ans. Entre à la Charité le 29 mai 1886. Quatre jours avant a ressenti de la céphalalgie, avec épistaxis et bourdonnements d'oreilles. Puis crises convulsives avec perte de connaissance, agitation, délire pendant un quart d'heure.

Puis douleurs lombaires avec irradiations hypogastriques. Comme elle était enceinte de cinq mois environ, on craignit un avortement et elle entra à l'infirmerie de la maternité. A son entrée T. : 39°8 ; torpeur avec de violentes douleurs lombo-abdominales.

L'utérus,qui remontait à un travers de doigt au-dessus de l'ombilic, semblait mou et dépressible. Orifice externe du col ramolli est entr'ouvert, abdomen ballonné ; on met la malade aux bains froids à 20°.

30. — Température élevée, urines albumineuses.

31. — La prostration a disparu, la céphalée est moins vive, mais l'hyperthermie persiste ainsi que les douleurs lombo-abdominales.

1er juin. — Température moins élevée. Le soir frisson et vomissements.

7 et 8. — L'hyperthermie persiste ; le 8, la température est à 41°, vomissements, urines albumineuses. A cause des vomissements et des douleurs lombo-abdominales, on essaie de diminuer le nombre des bains en les combinant avec l'administration de quatre paquets d'antipyrine d'un gramme si la température dépasse 39°.

10.— Vomissements fréquents hier après ingestion de l'antipyrine, qui a abaissé la température jusqu'à 39°. La malade se plaint de l'antipyrine, se sent mal à l'aise et réclame les bains. La physionomie est moins bonne que sous l'influence exclusive de ceux-ci ; l'urination est amoindrie et l'albumine très abondante : on laisse l'antipyrine pour en revenir à la méthode Brand seule.

Du 12 au 16, état général meilleur, mais température toujours élevée. Le 16, la malade sent remuer son enfant et l'on perçoit les bruits du cœur fœtal.

Jusqu'au 29 juin, la température se maintient élevée : douleurs abdominales, bruits du cœur fœtal nettement perçus, mouvements énergiques.

21 juillet. — Amélioration. On supprime les bains, elle en a pris en tout cinquante-neuf à 25° environ.

Après quelques petites poussées de fièvre, qui ne persiste pas, la malade guérit.

La grossesse est arrivée à terme, l'accouchement s'est fait à neuf mois, à la Maternité.

Observation XIV

(*Résumée*)

(Docteur Vincent)

Primipare, vingt ans, enceinte de cinq à six mois. Début de la fièvre typhoïde à la fin de juin 1886, par des malaises, de l'anorexie, de la fièvre vespérale.

Le 5 juillet, douleurs abdominales qui font craindre une fausse couche. Etat fébrile continu : 39° le matin, 40-40°5 le soir. Le diagnostic de dothiénentérie est porté ; l'on met la malade aux bains froids.

9. — Donner un bain à 20° toutes les trois heures si la température dépasse 39°.

10. — Température élevée à 40°, violentes douleurs utérines, globe utérin très dur. Au toucher vaginal, effacement du col ; l'enfant bouge beaucoup. Epistaxis abondantes.

11. —T.: 39°8. Les contractions utérines persistent, mais le travail n'a pas avancé ; l'avortement paraît pouvoir être conjuré.

12. — T.: 37°4 à huit heures du matin, 40° soir. Etat général peu satisfaisant.

13. — 39°4. Peu d'amélioration.

14. — La température est encore élevée le soir, mais l'état général devient meilleur.

Les bains, que la malade préfère à tout autre mode de traitement parce qu'ils amènent une amélioration notable, sont continués cependant les jours suivants ; on constate que, depuis l'administration rigoureuse des bains, il n'y a pas de contraction utérine. La maladie suivit son cours normal, et, à la fin de juillet, la malade était entièrement rétablie. Elle accouche, le 10 octobre, d'une façon très heureuse, d'un enfant bien développé.

Observation XV

(*Résumée*)

(Docteur Vincent)

L...., vingt-cinq ans, enceinte pour la deuxième fois. S'alite le lundi 9 août, mais souffrait depuis quelques jours de maux de tête : le

11, le diagnostic de fièvre typhoïde à forme adynamique est porté ; on met la malade aux bains.

La maladie suit une marche normale, trois ou quatre selles par jour, température oscille entre 39° et 40'5 ; subdélire. Les bains sont pris toutes les trois heures, au nombre de six à sept par jour, depuis le 12 août jusqu'au 19, jour où eut lieu l'accouchement qui se produisit à la fin du huitième mois et tout à fait normalement.

Le jour de l'accouchement, la température était encore de 40° le matin. On cessa les bains. L'enfant naquit bien portant et vécut.

La mère entra, après l'accouchement, en convalescence et guérit.

Observation XVI

(*Résumée*)

(Docteur Daivon)

Françoise G..., trente et un ans, tisseuse, malade depuis trois semaines. L'affection aurait débuté par de la céphalée, une grande lassitude.

Entre à l'Hôtel-Dieu le 18 décembre 1892 ; diagnostic : fièvre typhoïde, la malade est enceinte de quatre mois et demi ou cinq mois.

T. : 39°6. Taches rosées. Gargouillement dans la fosse iliaque droite.

On ordonne les bains. La malade en prit vingt-cinq, et la fièvre typhoïde, de courte durée, était terminée le 28 décembre, jour où la température n'a pas dépassé 37°5. La malade guérit très bien et la grossesse continua son cours normal.

Observation XVII

(*Résumée*)

(Chapus, Thèse Paris, 1883)

Femme de vingt-trois ans.

Température élevée le premier jour à 40°5 ; délire violent. Traitement par les bains froids. Ce traitement dura neuf jours, pendant lesquels la malade prit quarante-neuf bains.

La marche de la maladie fut très simple; il n'y eut d'autres complications qu'un léger œdème des pieds sans albuminurie. La convalescence débute le trente-sixième jour et, un mois plus tard, la malade, rétablie, apprenait à son médecin que la grossesse suivait son cours.

Observation XVIII

(*Résumée*)

(Thèse VERNEUIL, Paris, 1848)

Une jeune femme de dix-neuf ans, enceinte de quatre mois lors de l'invasion de la maladie, fut traitée par des affusions froides de dix minutes de durée et les toniques. Elle entra en convalescence au bout de vingt-cinq jours et sortit de l'hôpital sans que la grossesse fût interrompue. Par l'auscultation, on entendait distinctement les bruits du cœur fœtal.

Observation XIX

(*Résumée*)

(Thèse PENOT, 1899)

M. X., vingt-sept ans, entrée à l'hôpital Beaujon, le 22 juin 1899, dans le service du professeur Debove. Malade depuis environ dix jours : mal de tête, insomnie, nuits agitées par des cauchemars, courbature. A l'examen, à l'entrée : langue large, étalée, saburrale, ventre un peu ballonné ; hypertrophie de la rate.

Taches rosées lenticulaires.

T. : 40° le matin ; 40°5 le soir.

Pouls à 135.

Cette femme est grosse de cinq mois et demi.

25 juin. — Température élevée : 40°5, adynamie prononcée.

Pouls : 140. Cœur faible.

26. — Température moins élevée ; pulsations toujours fréquentes. Le fœtus vit, mais son cœur donne 17 battements à la minute. On met la malade aux bains froids.

28. — Température toujours élevée, mais amélioration de l'état général ; sommeil calme. Le fœtus est vivant.

29. — Température du matin, 39° ; soir, 40°5. L'avortement ne semble pas imminent.

(Il est regrettable que l'observation, incomplète, s'arrête là.)

Observation XX

(Personnelle)

(Service de M. le professeur Carrieu)

B... Thérèse. vingt-huit ans, entre le 23 avril 1902.

Début de la maladie, par frissons et vomissements, mais ressentant une fatigue générale depuis huit jours.

Epistaxis, céphalalgie très intense qui a beaucoup diminué depuis le début.

Insomnie, anorexie, vomissements les trois premiers jours, constipation.

Enceinte depuis cinq mois : dernières règles le vingt-deux novembre. Deux grossesses antérieures.

Avait vomi les deux premiers mois de la grossesse, mais plus de vomissements depuis lors.

Langue sale, rouge à la pointe et sur les bords, tremblante.

Douleur peu marquée dans la fosse iliaque, mais gargouillement.

Taches rosées nombreuses.

Pouls : 108, ample.

T. : 38° hier soir ; 39°4 ce matin.

Au cœur, bruit sourd.

En avant : un peu de respiration bronchitique à D_3.

En arrière : submatité à D_1 et D_3. Sibilants et sous-crépitants.

Antécédents personnels. — Tousse d'ordinaire l'hiver. Rhumatisme il y a trois ans.

Antécédents héréditaires. — Mère morte de typhoïde à quarante-deux ans.

Séro-diagnostic positif.

Deux bains tièdes à 32° refroidis à 30°.

Limonade vineuse.

Soir, T. : 40°. Pouls, 116, ample.

25 avril, T. : 39°4. Pouls, 110, un peu dicrote, ample. R. : 16.

Langue caractéristique, trois selles cette nuit. Taches rosées très abondantes.

Premier bruit sourd, deuxième bruit claqué. Cinq bains.

Soir : T. : 39°9 ; Pouls : 116 ; R. : 36.

26. — T. : 39°2; Pouls : 108 ; R. : 15. Pouls bien frappé, un peu de dicrotisme.

27. — T. : 37°8 ; Pouls : 100, régulier. Deux selles cette nuit.

28. — T. : 38°9 hier soir, 38°1 ce matin ; Pouls : 84. Soir : T. : 39°; Pouls : 100.

29. — T. ; 37°8 ; Pouls : 80. Soir : T. : 39°3 ; Pouls : 100. Albumine, légères traces.

30. — T. : 37°5 ce matin ; Pouls 84. Oscillation. Sulfate de quinine 0 gr. 60 en deux cachets. Soir : T. 39° ; Pouls : 96.

1er mai. — Matin : T. : 38°1;Pouls : 84. Soir : T. : 39°1; Pouls : 96.

2. — T. : 37°9; Pouls : 76. Quinine 0 gr. 90. Soir : T. : 39°6 ; Pouls : 96.

3. — T. : 38°2 ; Pouls : 80. Quinine 1 gr. 20. Soir : T. : 38°7.

4. — Matin : T. : 37°9 ; Pouls : 80. Soir : T. : 37°7 , Pouls : 92. Saigne du nez tous les jours depuis le début de sa grossesse, a vomi les trois premiers mois de sa grossesse et vomit une fois tous les jours depuis le début de sa dothiénentérie.

5. — Matin : T. : 37°1 ; Pouls : 84. Soir : Pouls : 52.

8. — Apyrexie complète depuis deux jours ; on a supprimé les bains et la quinine.

Nous avons revu notre ancienne malade il y a quelques jours : elle a accouché à terme d'un enfant vivant qui se porte très bien : elle-même est dans un état de santé excellent.

Observation XXI

(*Personnelle*)

(Service de M. le professeur Grasset)

A... Pauline, vingt-neuf ans, se présente le 25 août à la consultation de l'Hôpital Général : le diagnostic de dothiénenthérie est porté immédiatement, tant les symptômes pathognomoniques de cette maladie sont évidents. Cette femme est environ au cinquième mois de sa grossesse.

Elle entre à l'Hôpital Suburbain le 27 août. T. : 39°3. On prescrit immédiatement deux bains par jour à 33° d'une durée de vingt minutes.

La température se maintient au-dessus de la normale jusqu'aux environs du 5 septembre, et, bien que des phénomènes de bronchite aient évolué dans l'intervalle, la malade sort guérie de l'hôpital le 17 septembre.

Nous l'avons revue récemment (8 décembre), la grossesse suit son cours normal. Va entrer à la Maternité.

CONCLUSIONS

1° La grossesse ne confère aucune immunité à la femme enceinte à l'égard de la fièvre typhoïde, pas plus que des autres maladies infectieuses.

2° Très fréquemment, dans les deux tiers des cas environ, la dothiénentérie amène l'expulsion prématurée du produit de la conception, en général pendant le deuxième septenaire de l'affection.

3° Cette expulsion prématurée est causée en partie par l'hyperthermie, mais le plus fréquemment et surtout par l'infection du fœtus soit par l'Eberth lui-même, soit par ses toxines, à travers le placenta.

4° L'expulsion prématurée assombrissant souvent le pronostic de l'affection maternelle, il convient, tout en traitant celle-ci, de chercher à empêcher cette expulsion avant terme.

5° Le traitement par les bains froids, grâce aux propriétés sédatives, antithermiques et éliminatrices de ceux-ci, est le traitement de choix de la fièvre typhoïde chez la femme enceinte.

6° Le traitement doit être commencé de bonne heure, le fœtus ayant d'autant plus de chances d'être sauvé que la balnéation est instituée plus tôt.

BIBLIOGRAPHIE

Baratte. — Thèse de Paris, 1882.

Bourgeois. — Académie de médecine, 1861.

Brieger. — Charité Annalen, 1886.

Chambrelent. — Société d'obstétrique et de gynécologie de Bordeaux, 1900, II, p. 132-133.

Chantemesse et Widal. — Société anatomique, octobre 1886.

— Archives de physiologie, 1887.

— Société médicale des hôpitaux, 1887.

Chapuis. — Thèse de Paris, 1883.

Charcellay. — Arch. générales de médecine, 1840.

Charrier et Appert (E.). — Soc. de biologie, 7 nov. 1896.

Doléris et Doré. — Soc. de biologie. 1884.

Duhaut. — Thèse de Lyon, 1893.

Etienne (M.). — Revue mensuelle de gynécologie obstétrique, et pédiatrie, 1899.

Etienne (G.). — Archives de tocologie et de gynécologie, 1896.

Fiedler. — Archiv der Heilkunde, 1862, p. 265.

Freund et Lewy. — Berliner klinische Wochenschrift, 24 juin 1895.

Giglio. — Centralblatt für Gynæcologie, 1890.

Güsserow. — Berliner klinische Wochenschrift, 1880.

Hohl. — Die Gebürtshü'flische Exploration, 1er volume.

Janizewski. — Münchener med. Woschenschrift, 1896.

Kaminsky. — Deutsche Klinik, 1866, n° 47.

Lacour. — Lyon médical, 1889.

Martinet. — Union médicale, 1883.

Manzoni. — Académie des sciences, 1841.

Minati. — Revue générale italienne de clinique médicale, 1892.

Neuhauss. — Berlin. klin. Wochenschrift, 1886.

Penot. — Thèse de Paris, 1899.

Runge. — Archiv für Gynæcologie, 1871.

Sacquin. — Thèse de Nancy, 1885.

TRIPIER et BOUVERET. — Fièvre typhoïde et bains froids.
VINCENT. — Thèse de Paris, 1881.
WEISS. — Allgemeine Wiener Medizinische Zeitung, 1862.
WINCKEL. — Klinische Beobachtungen zur Pathologie der Geburt. Rostock, 1869.

SERMENT

En présence des Maîtres de cette Ecole, de mes chers condisciples et devant l'effigie d'Hippocrate, je promets et je jure, au nom de l'Être suprême, d'être fidèle aux lois de l'honneur et de la probité dans l'exercice de la médecine. Je donnerai mes soins gratuits à l'indigent, et n'exigerai jamais un salaire au-dessus de mon travail. Admise dans l'intérieur des maisons, mes yeux ne verront pas ce qui s'y passe, ma langue taira les secrets qui me seront confiés, et mon état ne servira pas à corrompre les mœurs ni à favoriser le crime. Respectueuse et reconnaissante envers mes Maîtres, je rendrai à leurs enfants l'instruction que j'ai reçue de leurs pères.

Que les hommes m'accordent leur estime, si je suis fidèle à mes promesses! Que je sois couverte d'opprobre et méprisée de mes confrères, si j'y manque !